きょうだいにダウン症のある人のための
短期集中コース

シートベルトをしめて発進しよう！

FASTEN YOUR SEATBELT
a crash course on Down syndrome for brothers and sisters

Brian G. Skotko & Susan P. Levine

総監訳　伊藤 英夫　　監訳　西脇 恵子

デイビット・トルソン（全米ダウン症会議　常任理事）
「この本はダウン症のあるきょうだいをもつ若い人たちにはぜひ読んでほしい。スー・レヴァイン医師とブライアン・スコトコ医師は長年の経験と情報を集めて、きょうだいのために本当に役に立つ本を出してくれたと思います」

ビクトリア・ウィル（ジョン・ウィル 35歳の妹）
「思わず心ひかれる、またとても大切な素材になる本です。きょうだいたちのために、友だち、家族そしてダウン症候群についてもっと理解したいと思うすべての人に向けて書かれています。ダウン症候群に関する精神的な小道をナビゲートするのに役立つわかりやすいガイドブックがもっとないかと言われたら、私はもうここにあると言うでしょう」

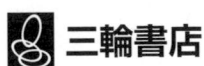

三輪書店

© 2009 Brian G. Skotko and Susan P. Levine

First edition

Cover & interior illustrations by Catie Liken.

All rights reserved. Published in the United States of America by Woodbine House, Inc., 6510 Bells Mill Road, Bethesda, MD 20817. 800-843-7323. www.woodbinehouse.com.

Translation Copyright © 2015 Miwa-Shoten Ltd.

Copyright © Fasten your seatbelt:a crash course on Down syndrome for brothers and sisters by Brian Skotko and Susan Levine. —1st ed. Japanese translation rights arranged with Writers House LLC through Japan UNI Agency, Inc.

日本語版発行に寄せて

We are so delighted to learn that our book has been translated into Japanese since our message is universal: having a brother or sister with Down syndrome is a positive experience, but there are also many difficult and challenging moments that can emerge. This book is a honest discussion for brothers and sisters about the joys, hopes, frustrations, and stresses of being a sibling. Using information gained from the brothers and sisters we have met over the years, the book offers important facts and practical advice for siblings today. We hope that this is a book that each of your sons and daughters can grow up with ! Or, if you are a brother or sister, we hope that you enjoy getting a copy for yourself! We also hope that they might enjoy this YouTube Channel that we created to accompany our book: https://www.youtube.com/user/downsyndromesibbook

このたび私たちの著書が日本語に翻訳されるとうかがい、とてもうれしく思います。なぜなら私たちのメッセージ、つまりダウン症のあるきょうだいをもつことはポジティブな経験であること、しかし同時に、多くの困難でチャレンジングなときもありうるということは、世界共通のことだからです。この本では、きょうだいのみなさんに向け、きょうだいであることの喜び、希望、不満、ストレスについてありのままの話を取り上げています。この本には、これまでお会いしてきた多くの兄弟姉妹の話を聞いて、みなさんのために大切だと思うことや日常の生活で使えるアドバイスをのせました。私たちは、あなたの息子さん、娘さんお一人おひとりがこの本とともに成長されることを願っています。そして、あなたがきょうだいでしたら、あなた用にも用意して読んでもらえたらと思います。それから、この本に合わせて作成したYouTube Channelもよろしければご覧ください。https://www.youtube.com/user/downsyndromesibbook

Brian G. Skotko & Susan P. Levine

訳者の言葉
― 障害のある子どものきょうだいのみなさんへ

　「障害」がある子どもたちを支える活動を私たち専門家はずっと行ってきました。その際に当事者の子どもたちだけでなく、その子どもを取り巻く周りの人たちを支えることも実は必要なのだということを考えています。家族の中にはお父さん、お母さん、おじいさん、おばあさんのようなおとなもいますし、みなさんのようなきょうだいもいます。きょうだいは、実はその子どもと一番長い間付き合う可能性のある家族です。おそらく、お父さんやお母さんよりも長い時間です。また、当たり前のことですが、みなさんも最初は小さな子どもです。自分のお兄さんやお姉さん、妹や弟にダウン症があったとき、それをきちんと理解したり説明したりすることはむずかしいものです。ですから、私たち専門家はきょうだいたちに対しても、わかりやすいように説明をし、みなさんが困っていることに対していっしょに考えていかなければなりません。

　そんなことを考えているとき、アメリカで書かれたこの本に出会いました。本を書いたのはアメリカの小児科のお医者さんで、アメリカ全土でダウン症のあるきょうだいたちのプログラムを行い、そこで出された質問に対して答える形でこの本が作られました。とてもやさしい内容で、しかし、きょうだいたちに説明したいことがたくさん書かれています。ダウン症候群は、日本でもとても人口の多い、生まれながらの障害の一つですから、その子どもたちの周りにいる両親、きょうだい、学校の先生や専門家たちもたくさんいらっしゃると思います。そんなみなさんにこの本を届けたいと思い、実際に子どもたちを支える活動に関わっているさまざまな分野の人たち、そしてみなさんの両親と同じようにダウン症のある子どもたちを育てているお父さん、お母さんといっしょに日本語に訳すことにしました。

　ここで、本の中で使われている言葉について、少し説明したいと思います。英語と日本語の文法はかなりちがうので、細かいところが伝わりにくいので

すが、英語では障害があることを人の名詞の前に形容詞のように表現するのではなく、後に"with"をつけてその人に属する形で表現します。同じような理由で、日本語でも最近「ダウン症の人」「ダウン症をもつ人」とは言わず「ダウン症のある人」と言うようになりました。ですから、この本の中では、少し長い表現になるとは思いましたが、基本的には「ダウン症のある人（子ども）」と訳すようにし、一部、それでは文章がわかりにくくなるところでは「ダウン症の人（子ども）」と略しました。また、ダウン症は医学的な正式な言葉では「ダウン症候群」という言い方が正しいものです。しかし、一般的には「ダウン症」と呼ばれていますので、医学的なことを話しているとき以外は「ダウン症」としました。さらに、元の本が、小学校高学年から中学生のきょうだいを読者の対象にしていましたので、この本においても同様にしました。できるだけ小学校5年生がわかる言葉を使い、読みにくい漢字にはふりがなをつけ、少しむずかしい言葉や日本ではなじみのない言葉には日本語の翻訳者が説明を入れました。

　さあ、読みやすいところから読んでみてください。この本が、みなさんきょうだいのお役に立つことを翻訳者全員が願っています。

2015年2月吉日

翻訳者代表　西脇恵子

感謝の言葉

　著者の一人、ブライアンはこの本を姉妹のクリスティンとアリソンにささげます。二人は大きな心をもったすばらしい姉妹たちです。

　もう一人の著者、スーはこの本をこれまでに出会ったきょうだいたちすべてにささげます。またいっしょに仕事をしているシェリル・ガーデットとナンシー・ファラヌコムにも。かのじょたちは障害のある子どもたちとその家族のために同じ道のりを歩んできました。

　スーとブライアンは、自らもきょうだいであり、よきアドバイザーでもあるアンドルー・チェチェッティとアリソン・ヘリントンにも感謝をささげます。かれらは多くの時間を割いてこの本の原稿を読み、意見を述べてくれました。二人の率直で思いやりのある意見があってこそ、この本はより良いものになったのです。

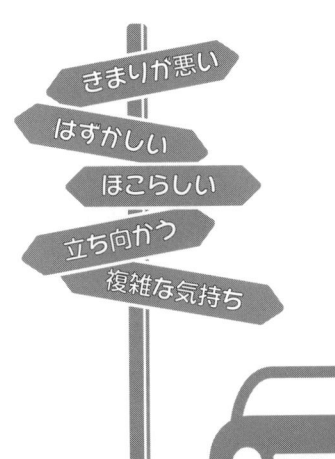

きまりが悪い
はずかしい
ほこらしい
立ち向かう
複雑な気持ち

シートベルトをしめて発進しよう！
―きょうだいにダウン症のある人のための短期集中コース

もくじ

- iii　日本語版発行に寄せて
- iv　訳者の言葉
　　―障害のある子どものきょうだいのみなさんへ
- vi　感謝の言葉
- ix　はじめに

第1章 / **1　運転の準備**
ダウン症候群をよく知ろう

第2章 / **25　練習**
ダウン症のある人たちの学習の仕方

第3章 / **55　後ろの座席にひかえている人たち**
家族問題への対応

第4章 / 85 スピードを落とす
　　　　　　イライラさせられる行動への対処法

第5章 / 107 交通渋滞
　　　　　　つらい状況とうまく付き合う方法

第6章 / 129 回り道
　　　　　　気持ちの整理

第7章 / 153 道路地図を調べる
　　　　　　サポーターになるための道

第8章 / 171 あとどれくらい？
　　　　　　将来のこと

第9章 / 189 道路標識
　　　　　　活用したい国や地域の資源

索引 / 209

はじめに

　部屋には、いろいろな年齢のきょうだいたちがいて、一人ずつ白いカードに質問を書きつけていきます。もちろん名前は書かないで！　―そしてそのカードを部屋の真ん中にある箱に入れていきます。ドアは閉まっていてお父さんお母さんはだれも入れません。きょうだいプログラムが始まると、一枚ずつ箱から質問カードを取り出し、グループで心おきなく話し合います。ここはきょうだい会議の会場です。全員が一つの話題――ダウン症のあるきょうだいのことについて話し合うために集まったのです。

　私たちは、アメリカ全土で合わせて34年にわたってこのようなワークショップを開き、3,380人をこえるきょうだいたちと出会うことができました。あるきょうだいたちとは全米ダウン症協会や全米ダウン症会議が開いたプログラムで出会い、またあるきょうだいたちとは役所やダウン症の親の会が開いたきょうだいの会で出会って、体験談を聞かせてもらいました。そのとき同時に、私たちはきょうだいたちから寄せられたかなりむずかしい、でも答えがいのある質問に答えてきました。

　どうしてダウン症になるの？　いつか自分に子どもができたらその子もダウン症になるの？　町でダウン症のあるきょうだいがじろじろ見られたらどうすればいいの？　知的障害の人を差別的な言葉で表現する人にはどう対応したらいいの？　ダウン症のあるきょうだいは、大きくなったらどこに住むの？…これらはワークショップの箱に入っていた、たくさんの質問の中のごく一部です。

　この本は、このような深い質問をすべて集め、それに対して答えていく形で進めていきます。私たちのワークショップに参加したことのあるみなさんなら、とくめいで紹介した質問の中に、これは自分のした質問だ、と思うものが見つかるかもしれません。参加したことがない方でも、あなたのきょうだいのことでずっとなやんでいた、聞きたいことがあるでしょう。その中には一つや二つ、どうしても聞けなかったこともあるかもしれません。もし

そうなら、この本の中に役に立つ答えが見つかるといいですね。どのような質問も答えてもらう価値(かち)があるし、どのような感情も深くみつめる価値のある、大切なものなのです。

　みなさんは、ダウン症のあるきょうだいがいることで、たくさんの喜びや試練を経験することになるのです。さあ、お話を始めましょう。

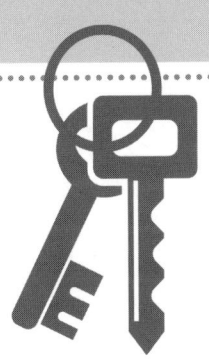

1

運転の準備
ダウン症候群をよく知ろう

あなたは、友だちに「それで、ダウン症って何？」と聞かれたことがあるかもしれませんね。それに対して、理科の授業で習ったときのような染色体の説明をしたり、ダウン症がある人にみられる体の特徴を挙げてみたりしたのではないでしょうか。また、あなたのきょうだいが他の人とちがうところもいくつか話してあげたかもしれません。でも、あなた自身ももっと知りたいなあと思うことはありませんか？

ダウン症のある人のきょうだいは、自分がダウン症候群の一番の専門家にならなくてはいけないような気持ちになったりします。他の人は、おそらくあなたが生きている限りずっと、ダウン症候群のことをいろいろ聞いてくるでしょう。家に遊びにきた友だちは「なぜダウン症っていうの？」と聞きたがるかもしれません。ショッピングセンターに出かければ、友だちの一人が「ダウン症のあるきょうだいがいるってことは、あなたにもいつかダウン症のある子どもが生まれるってこと？」なんて聞いてくるかもしれません。おとなだって、あなたのきょうだいの医学的な問題のことをあれこれ聞いてくるかもしれません。

この章では、みなさんにダウン症候群のことを知ってもらおうと思います。この本には、全国のきょうだいや他の人から出されたよくある質問がたくさんあります。この中にある答えを読めば、今後、だれかがあなたのきょうだいのことをもう少し知りたいと思ったとき、今よりもっと心の準備ができていることでしょう。

ダウン症候群の原因はなんだろう？

> ダウン症候群には三つのタイプがあるといわれていますが、どのタイプにも言えるのは、**染色体**というものの数が多すぎることが原因だということです。

ダウン症候群には三つのタイプがあるといわれていますが、どのタイプにも言えるのは、**染色体**というものの数が多すぎることが原因だということです。

染色体というのは、みなさんの体の細胞の中にある、電子顕微鏡でみない

とわからないほど小さな1セットの設計図で、人間の成長や発達の仕方を決定する役割をもっています。体のすべての細胞は46本の染色体をもっていて、その半分の23本はお父さん（の精子）から、残りの23本はお母さん（の卵子）からきています。1番の染色体から22番目まで順に番号がつけられていて、23番目のものは性染色体と呼ばれています。この染色体で人が男の子になるのか女の子になるのかが決まるからです。私たちには、第1染色体が2本、第2染色体が2本、第3染色体が2本…というように、それぞれ大きさと形が同じ染色体が2本ずつあり、それが対になっています。

　理科の授業で習ったことを思い出してみましょう。染色体の中には**遺伝子**があります。染色体にはサイズが大きいものがあり、そういったものには3,000個もの遺伝子がありますが、遺伝子が200個くらいしかない小さな染色体もあります。遺伝子はあなたの体がきちんと働くように必要な命令が集まったものです。例えば、瞳の色を決めるのも、どのくらいの身長になるのかも、それを決めるのは遺伝子です。また、おなかの中の赤ちゃんはこれから心臓や肺、かん臓などを作っていくためのプログラムももっています。現在では、人はおおよそ25,000個もの遺伝子をもっていると考えられています。

トリソミー21

　ダウン症のある人のおよそ95％がすべての細胞の中に第21染色体を3本もっています（それ以外の染色体は2本ずつで、これはみなさんと同じです）。この1本多い余分な染色体は、通常は妊娠が成立する受胎前にお母さんの卵子から受け取られます。細胞が分割し赤ちゃんが成長を続けると、この余分な染色体も他の染色体といっしょにコピーされていき、やがては体のすべての細胞に存在することになります。この結果、体のすべての染色体は全部で47本あることになります。このタイプのダウン症候群は**トリソミー21**と呼ばれます。

　第21染色体は一番小さい染色体の一つで、中には約200〜400個の遺

伝子があります。ダウン症のある人は第21染色体に余分な1本をもっているため、体のすべての細胞に200〜400個くらいの遺伝子が1セット余分にあることになります。この余分な遺伝子でダウン症の特徴や医学的な症状が生まれるのです。科学者たちは余分な染色体上にある、それぞれの遺伝子がどんな役割をもっているのかを明らかにしようとさかんに研究を続けています。

転座型ダウン症候群

　ダウン症のある人の約4%は、第21染色体が3本あるものの、3本目は不完全な形でもっています。実際には、この3本目の第21染色体が第14染色体にくっついた形になっていることがよくあります。こうなるのは通常、お母さんの卵子の中で、第14染色体の一部と第21染色体の一部がなんらかの方法で一本の染色体に合体してしまったからです。これは多くの場合、受胎前に起こります。その後3本目の染色体は第21染色体に似たものとして成長し、赤ちゃんの体のすべての細胞にコピーされます。このタイプのダウン症は**転座型ダウン症候群**と呼ばれます。

モザイク型ダウン症候群

　残りの1%のダウン症のある人は、**モザイク型**とか**モザイクダウン症候群**と呼ばれるタイプです。このタイプの人の体には第21染色体が3本ある細胞と通常の2本ある細胞とが入り混じっています。これらはダウン症候群のまれな形ですが、受胎の前後に遺伝子上の変化が起こったことによるものと考えられています。ある場合には、受胎したときには第21染色体が3本あった（先ほど説明したトリソミー21のように）のに、細胞が分割して増えていくとちゅうにその3本目がどういうわけか「なくなって」しまいます。別の場合には、受胎したときには両親から46本の通常の染色体をもらっていたのに、受胎後わずかな間に一部の細胞が、コピーの際に余分な染色体をもらってしまいます。そうすることで、一部の細胞だけに第21染色体が3本あることになるのです。

モザイク型ダウン症候群の人の場合、余分な第21染色体が体の中のどこにどれだけあるかによって、その人の特徴や医学的な症状がちがってきます。例えば第21染色体を3本もつ細胞が心臓にたくさん集まっていれば、その人はダウン症候群の合併症としてよくある心臓の病気をもつ可能性が高くなるのです。また、脳にたくさんあれば、その人はダウン症のある人によくみられるように、学習がむずかしいと感じることが多くなるでしょう。研究者は、このわずかしかいないモザイク型ダウン症のある人には、なぜ一部の細胞だけに第21染色体が3本あるのか、そのメカニズムを解明しようとしていますが、まだわかっていません。

この余分な染色体は、実際にどうやっておなかの赤ちゃんの細胞の中に入るの？

これはとてもいい質問です。世界中の研究者たちが解明しようとがんばっている問題ですが、今でもまだこの答えはわかっていません。女の人の年齢が高くなるとダウン症のある子どもを産む確率が高くなることだけはわかっているので、年をとるとお母さんの卵子の中の染色体がうまく分れつしなくなるからだ、と考えている人もいます。しかしこれでは、若いお母さんからもダウン症のある赤ちゃんが生まれていることの説明にはなりません。研究者たちは今のところ、お母さんが高齢だから、という以外の理由を見つけられずにいるのです。余分な染色体は、ただランダムに発生するときがあるのだ、と単純に考えている人もいます。でも、手がかりを発見する日も近いでしょうから、この問題には引き続き関心をもっていてくださいね。

ダウン症のある人はどのくらいいるの？

アメリカでは733人に1人の割合で生まれています。したがって、アメリカ全土では400,000人くらい住んでいることになります。

ダウン症候群は男の子に多いの？　それとも女の子？

> ダウン症候群はどんな人種や宗教、民族にも生まれます。

これまでの研究からいえる範囲では、先に挙げた3つのダウン症候群のどのタイプにも男の子と女の子が同じくらいいます。また、どんな人種や宗教、民族にも生まれます。

私の友だちが、親が年をとっていると子どもがダウン症になるって言っていたけれど、それは本当？

> これまでの研究では、お母さんの年齢が上がるとダウン症のある子どもが生まれる確率も上がることがわかっています。

これまでの研究では、お母さんの年齢が上がるとダウン症のある子どもが生まれる確率も上がることがわかっています。

これはダウン症候群の3タイプのうちのどれにもいえます。お母さんの年齢が35歳になると、ダウン症のある子どもが生まれる確率は約353人に1人の割合になります。これはおなかに赤ちゃんのいるお母さんが353人いて、全員が35歳だとしたら、そのお母さんたちから1人のダウン症のある赤ちゃんが生まれてくると考えられるということです。

もしお母さんがもう少し上の年齢で、例えば40歳だったとしたら、85人に1人の割合になります。つまり、おなかに赤ちゃんのいるお母さんが85人いて、全員が40歳だとしたら、そのお母さんたちから1人のダウン症のある子どもが生まれてくることが考えられるということです。もうおわかりでしょう、1人のダウン症のある赤ちゃんが生まれるのに、35歳のお母さんなら353人のところ、40歳のお母さんなら85人になるということなのです。これはお母さんの年齢が高くなるとダウン症のある子どもを産む確率

が高くなるという意味で「リスクの高い母親の年齢」と呼ばれています。しかし、なぜ母親が高齢になるとダウン症の赤ちゃんが生まれやすくなるのか、その理由はまだ説明できていません。

でも、1つ注目すべきことは、年齢が上のお母さんより確率は低いにもかかわらず、若いお母さんにもダウン症のある子どもは生まれるということです。例えば、26歳のお母さんが1,285人いたら1人はダウン症のある子どもが生まれる確率になります。しかし、女性は若いうちに子どもを産む傾向があります。つまり、若いお母さんは出産数そのものが多いので、それだけで若いお母さんから生まれるダウン症のある赤ちゃんの数のほうが多くなるのです。

ではお父さんの場合はどうでしょうか？　最近では、お父さんの年齢もダウン症のある子どもが生まれる確率に関係してくると考える研究者が多くなってきました。でも今のところ、「父親の高齢」の影響がどの程度なのかは、まだはっきりしないままになっています。

ダウン症はうつる病気なの？

いいえ。あなたや友だちがあなたのきょうだいのそばにいてもダウン症がうつることは絶対にありえません。生まれたときにダウン症のなかった人にとちゅうからダウン症の症状が出ることはありえないのです。

大きくなっていつかわたしの子どもが生まれたら、その子はダウン症かもしれないの？

いつかあなた自身にもダウン症のある子どもが生まれるかもしれないということは、友だちにも聞かれたことがあるかもしれないし、ひょっとするとあなた自身も心配かもしれませんね。この答えは、あなたのきょうだいのダウン症候群がどのタイプかによってちがいます。知りたければ、お父さんやお母さんにきょうだいにあるダウン症候群が、どのタイプが知っている

か聞いてみてごらんなさい。お父さんやお母さんが知らなかったら、お医者さんに遺伝子検査をしてもらえばわかります。遺伝子検査では、あなたのきょうだいの血液を少しだけ取って血液の中の細胞にある染色体の数を調べてくれます。

　もしあなたのきょうだいが21トリソミーやモザイク型であれば、あなたがダウン症のある子どもをもつ確率は世界中のだれとも同じです。ダウン症のあるきょうだいがいるからといって、あなたがダウン症のある子どもをもつ確率が高くなることはありません。

　もしあなたのきょうだいがとてもまれなタイプの転座型ダウン症であったら、あなたが「遺伝的保因者」であった場合に限り、少しだけダウン症のある子どもが生まれる確率が高くなります。遺伝的保因者というのは、遺伝的な病気を自分の子どもにも渡す可能性のある人のことで、転座型ダウン症のあるきょうだいがいる人のおよそ2人に1人が保因者だといわれています（あなたが遺伝的保因者かどうかは、あなたの血液を少量取って調べてもらえばわかります）。もし遺伝的保因者でなければ、あなたがダウン症のある子どもをもつ確率は世界中のだれとも同じものになります。先ほどと同じように、ダウン症のあるきょうだいがいるからといって、あなたがダウン症のある子どもをもつ確率が高くなることはないのです。

　でももし、あなたが遺伝的保因者だったら、そしてあなたが女の子なら、ダウン症のある子どもを産む確率は15％と高くなります。あなたが男の子なら、確率は5％ほどです。これは転座型ダウン症候群の保因者である成人女性が100人いたら、そのうち15人に転座型ダウン症のある子どもが生まれるということであり、100人の保因者の成人男性がいたら、そのうち5人に転座型ダウン症のある子どもが生まれるということです。

　あなたのきょうだいに転座型ダウン症候群がある場合、あなたは自分が「遺伝的保因者」なのかどうか知りたいと思うかもしれません。そんなときは両親に話してみましょう。必要な遺伝子検査が受けられるようにしてくれるかもしれません。もし受けさせてもらえなくても、おとなになればいつでも、子どもをもつ前に自分で検査を申し込むことができるのです。

どうしてダウン症候群というの？

　ダウン症候群という名前は最初にこの症候群のことを論文に書いたジョン・ラングドン・ダウンという医師の名前からきています。かんちがいしている友だちもいるかもしれませんが、この「ダウン」という名前は、「下向き」とか「へこむ」というイメージとはまったく関係ありません。しかも、はじめから「ダウン症候群」と呼ばれていたわけではないのです。呼び名がどう変わってきたかのお話には、科学や人権問題、熱意などがからんできます。

　ジョン・ラングドン・ダウン博士は19世紀の終わりごろ、イギリスのロンドンで開業していた医師でした。同じような身体的特徴のある赤ちゃんをたくさんみてきたので、他の研究者たちに自分の観察したことを伝えたいと思いました。1862年にダウン博士は論文を医学雑誌に発表しましたが、そこには私たちが知っているダウン症のある子どもに共通する特徴が書かれていました。しかし、ダウン症のある子どもが生まれたのはこのときが初めてではないでしょう（実際、いくつかの芸術作品や歴史的なデータからみると、少なくとも15世紀の初めにはダウン症のある子どもはいたようです）。ダウン博士は、ただ初めてダウン症候群に共通の特徴をみとめ、初めてそれを文章にした人なのです。

　ダウン博士は「ダウン症候群」ではなく、「蒙古症」という名前を使っていました。蒙古というのは中国の北にあるアジアの国、モンゴルのことで、モンゴルの人たちに顔の特徴が似ているということなのです。ダウン博士が論文を出してから100年ほどたった1961年、医師や遺伝学者のグループが「蒙古症」についての論文をのせた医学雑誌の編集者あてに投書しました。投書の中で、この呼び名は正確ではないばかりか、モンゴルの人たちの気持ちに対して無神経であると書きました。かれらは他の名前

> ダウン症候群という名前は最初にこの症候群のことを論文に書いたジョン・ラングドン・ダウンという医師の名前からきています。

に変えることを提案し、編集者も賛成して、ダウン氏の発見した症候群という意味で「ダウン氏の症候群（Down's Syndrome）」という名前はどうかということになりました。1965年には健康に関する世界的な組織であるWHO（世界保健機関）でもこの名前が承認されました。

　アメリカ国内の、自分では権利を主張できない人たちに代わって声をあげる支援者たちは、その後もこの名前にさらに修正を加えていきました。やがて所有をあらわす記号（'）は使われなくなり、「症候群」の最初のsも小文字で表現するようになりました。現在の公式名は「ダウン症候群」（Down syndrome）です。ダウン博士自身は別にダウン症のある人ではなかったので、支援者も病院の専門家たちも「ダウン氏の症候群」などと、所有をあらわす「の」をつけるべきではないと思ったからです〔ルー・ゲーリック病（Lou Gehrig's Disease）などの、実際にその病気になった人の名前にちなんでつけられた症候群には（'）が使われていることとは対照的です〕。1974年にアメリカ政府の重要な保健機関である国立衛生研究所は、ダウン症候群のような、実際にその病気になったのではない人の名前がついているものには（'）をつけないことが望ましいと、正式に表明しました。でも、あなたも気づいているかもしれませんが、まだ国によっては「ダウン氏の症候群（Down's Syndrome）」と呼んでいるところもあります。

　最初にダウン症候群を指す言葉として用いられた「蒙古症」は、今では差別的な言葉とみなされていますし、多くの辞書でも差別的な表現として分類されています。将来的には「蒙古症」（Mongolism）と直接言うのを避けるようになるでしょう。残念なことに、いまだに、わざと、あるいは無意識のうちに、ダウン症のある人を呼ぶときにこの呼び名を使う人たちがいます（お医者さんにもいます）。みなさんはこの言葉の歴史のようなものを学びましたから、「蒙古症」とだれかが言うのを聞いたら、もっと正確で適切な言葉を教えてあげることができますね。

ダウン症のある人たちのことをなんて表現したら一番いいの？

こんなセリフを聞いたことはありませんか？
- 「あの*ダウン症の女の子*はとってもかわいいね」
- 「*ダウン症の子どもたち*って本当にいい子たちだ」
- 「うちの*ダウン症の子*は学校でいろいろできるようになっています」

　一見、この文章はほめているようにもみえます。かわいく、いい子で、学校の成績がいいことを望まない子はいませんものね。しかし、支援者たちの多くは、上の文章の斜体で書かれた部分は他にもっとよい表現方法があると言っています。「ダウン症」が他の言葉（「女の子」や「子どもたち」、「子」）の前にくると、何かそういう種族の人間がいるみたいに思えてしまうからです。「ダウン症人」のような。

　しかしダウン症候群はみなさんのきょうだいの本質的な性質を言いあらわしているわけではないですよね。みなさんのきょうだいは楽器の演奏をし、学校に通い、あるいは仕事をしている才能ある人です。かれらは何よりもまず私たちと同じ人間なのです。ですから、支援者たちは「ダウン症のある人（ダウン症候群のある人）」と呼ぶことをすすめています。これは、「ピープルファースト（障害よりもその人自身をみる）」という考え方で、その人にたまたまダウン症があるだけなのだということを強調した言い方です。では、上の文章を書きかえてみましょう。

- 「あのダウン症のある女の子はとってもかわいいね」
- 「ダウン症のある子どもたちって本当にいい子たちだ」
- 「ダウン症のあるうちの子は学校でいろいろできるようになっています」

　あなたはこのちがいがわかりますか？　今度の文章では、「女の子」「子どもたち」、そして「うちの子」についての文章になっています。ダウン症という言葉は説明に使っている言葉で、それが一番重要な部分というわけではありません。このちがいはささいなことに思われるかもしれませんが、ダウン症のある人にとっては、とても大切なちがいなのです。このような表現の

仕方を「ピープルファースト」の表現といい、他の障害のある人たちにも当てはまります。例えば「脳性まひのある人」、「自閉症のある女の子」、「目の見えない障害がある娘」などと呼ぶことを、支援者たちはすすめています。

みなさんが使う言葉を選び、ダウン症のある人たちへの思いやりのお手本を示すだけでも、世の中を大きく変えることができるのです。自分のきょうだいのことをあなたがどう表現するかで、他の人たちがきょうだいをどうみるかの土台を作ることにもなります。

> ダウン症のあるきょうだいのことをあなたがどう表現するかで、他の人たちがきょうだいをどうみるかの土台を作ることにもなります。

どうしたらその人にダウン症があるってわかるの？

ダウン症のある人たちには共通の身体的な特徴がいくつかあります。以下はもっともよくみられる特徴ですが、みなさんのきょうだいにも当てはまるものがあるかもしれませんね。

- 筋緊張低下：筋肉の緊張が弱い症状があります（このため、筋肉が「ぐにゃぐにゃ」しているようにみえます）。特に赤ちゃんのときにみられる症状です。
- 各関節の可動域が広きすぎる：うでやあしの関節が通常より広く広がり、時には通常とはちがう方向に曲がることもあります。
- 鼻筋が低い：鼻の根元のほうが平たくなっています。
- 眼裂斜上：目じりが水平でなく上につり上がっています。
- 内眼角贅皮：目の鼻に近いほうのうちに余分なひふのひだがあります。
- 小さい頭。
- 首が短く、首の後ろのひふに余分なたるみがあります。
- 小さい口で舌を口の外に出していることが多いです。
- 小さい耳
- 手掌単一屈曲：手のひらの真ん中に複数ではなく一本のしわがありま

す。
- 小指が短い：通常の小指のサイズより短く、多くの場合、内側に曲がっています。
- 足の親指と人差し指の間が広い。
- ブラッシュフィールド斑：目の瞳の部分（虹彩）に白や黄色の斑点があります。

　ダウン症のある人たちに、この特徴がすべて当てはまるわけではありません。しかし、何人かはそういう人もいます。また、みなさんが疑問に思うかもしれないので念のために言いますと、ダウン症のない人にもここに示されたリストの中の1つかそれ以上の特徴があることがあります。例えば、あなた自身や家族や学校のだれかの手のひらに1本のしわがあることも小指が曲がっている特徴があることもあるのです。でもだからといって、その人にダウン症があるということではありません。これらの特徴をいくつかもっている人にはダウン症の可能性がある、というだけの話なのです。

　お医者さんたちは、生まれたばかりの赤ちゃんにダウン症の疑いがあると思うと、これらの特徴がないか探します。たくさんの特徴が当てはまると、その赤ちゃんにダウン症がある可能性は高いといえます。診断を確かなものにするために、お医者さんは「染色体の核型」を調べるように指示します。これは血液のテストで、赤ちゃんがもっている染色体の数がわかります。この核型を調べることによって赤ちゃんにダウン症候群があるのか、またある場合はどのタイプのダウン症候群なのかを確定することができるのです。

　科学の進歩のおかげで、今ではおなかの中の赤ちゃんにダウン症があるかどうかが、生まれる前にわかるようになってきました。これを「出生前診断」といいます。針をお母さんの子宮の中にさして行う「羊水穿刺」や「絨毛採取」という方法で、組織や体液を採って染色体の数を調べるために核型分析をします。妊婦さんである間にこのような検査を受

> 診断を確かなものにするために、お医者さんは「染色体の核型」を調べるように指示します。これは血液のテストで、赤ちゃんがもっている染色体の数がわかります。

けるかどうかを決めるのはお母さんです。

弟はどうしていつも舌が出ているの？

ダウン症のある赤ちゃんが舌をよく出していることには2つの理由が考えられます。

1. 口が小さいことが多いので舌を入れておくスペースがせまいこと。舌を出しておくことで、呼吸をする空間を作っているのです。
2. ダウン症のある赤ちゃんは筋力が弱いことが多いのです。舌は筋肉ですから、舌の動きをうまくコントロールすることができないのです。

大きくなると口も大きくなり、筋肉の力もついてきます。最初は舌を出していた赤ちゃんも口の中に舌をおさめられるようになってきます。弟さんが今でも舌を口の外に出していたら、両親は作業療法士か言語聴覚士のところに相談に行くでしょう。かれらは口唇や顔の筋肉だけでなく、舌の筋肉が強くなる体操を行う専門家です。

ダウン症の子どもは生まれたときは「ぐにゃぐにゃ」でそのあと「強くなる」のはどうして？

あなたの言うとおり、ダウン症のある赤ちゃんは「低緊張」のあることが多いです。これは筋肉がまだ弱くて運動の調節ができない状態です。このため、赤ちゃんは「ぐにゃぐにゃ」にみえるのです。

ダウン症のある子どもの中には、関節の動かせる範囲が普通の範囲をこえている「広すぎる可動域」の子どももいます。この場合、関節がどの方向にも曲げられます。例えば、床に座っているときに片方の足を頭の後ろにもってくることもできます。

私たちの骨は「靭帯」と呼ばれる組織でおたがいがつながっています。広すぎる可動域のある子どもはその靭帯が弛緩、つまりゆるい状態にあります。お医者さんはこの状態を「靭帯のゆるみ」と呼ぶことがあります。このよう

な症状のある子どもは、どんなにしっかりだきしめられても、あるいはきつくつかまえられていても、体をよじってぬけ出すことができそうに思えます。

　理学療法士（略してPTと呼びます）はダウン症のある子どもたちのこうした筋肉を強くするよう手助けをする専門家です。かれらは赤ちゃんやいろいろな年齢の子どもたちの筋力が強くなり、おすわり、ハイハイ、歩くといったことができるようになるためのたくさんの体操を知っています。

> 理学療法士（略してPTと呼びます）はダウン症のある子どもたちのこうした筋肉を強くするよう手助けをする専門家です。

　あなたのダウン症のあるきょうだいが5歳以上だったら、そのころになると時には信じられないくらい「強く」なることがあるのを知っているでしょうね。こんなことを経験したことはありませんか？　お店に行ったときに妹さんがかんしゃくを起こして座り込んでしまったら、もうだれも妹さんを動かせないでしょう？　お兄さんがテレビのリモコンを手放すのはいやだと言ったら、だれもお兄さんの手からリモコンをもぎ取ることはできないでしょう？

　少し大きくなったダウン症のある子どもやダウン症のある青年がこのように、てこでも動かなくなったときはどうしてこんなに筋力が強くみえるのか、そのメカニズムはまだわかっていません。理学療法士は、ダウン症のある人たちはこのようなとき、全身の力をふりしぼることを身につけているのだと考えています。こうした行動は時としてがんこにみえることがありますが、これはその人が不満をいだいていたりイライラしたりしていることのしるしであることが多いのです。

ダウン症候群にはどんな医学的な問題があるの？

　ダウン症のある人はそれぞれみんなちがっています。ある人は多くの医学的な症状があるかと思えば、ほとんどなさそうにみえる人もいます。現

> 現在のところ、ダウン症のある赤ちゃんが成長したときにどんな医学的症状があるかを予測する方法はありません。

在のところ、ダウン症のある赤ちゃんが成長したときにどんな医学的症状があるかを予測する方法はありません。ここでダウン症のある人たちによくみられる医学的症状について簡単に話してみましょう。しかしこれからお話しする症状があなたのきょうだいに全部あるわけではない、ということはわかってくださいね。

生まれたばかりのとき

　ダウン症のある赤ちゃんは、生まれたときにおよそ半数がなんらかの心臓の病気をもっていて治療が必要になります。心臓の病気がある生まれたばかりの赤ちゃんの多くが心臓の異常を治すために手術を受ける必要があります。でも科学技術の進歩により、手術での治療は成功率がとても高くなっています。生まれたばかりの赤ちゃんはミルクの飲み方を学ぶのがむずかしい傾向があり、なかなか体重が増えないこともあります。便秘の赤ちゃんもいれば、腸に問題があって手術の必要がある赤ちゃんもいます。また「きこえ」や目に問題があることもあります。

赤ちゃんのとき

　赤ちゃんが少し大きくなると、お医者さんは耳の病気やきこえの障害の可能性を示す症状がないか探します。また、甲状腺の検査を受けることがあります。甲状腺というのは首の中にあり、熱い・冷たいなどの温度感覚や食べ物の消化など、体のいろいろなことを調節するのに大切なホルモンを出すところです。ダウン症のある赤ちゃんの多くは甲状腺が十分なホルモンを出せず、足りない分をうめ合わせるために薬が必要になります。

　また、とてもまれではありますが、「点頭てんかん（ウエスト症候群）」や「強直間代発作」というものが起こる可能性があります。この２つのものは赤ちゃんの脳の電気的な活動が高すぎる状態になることで、体に異常な動きを引き起こします。例えば、体をこわばらせる、目がかっと見開いたま

まになる、けいれんを起こすなどの症状です。このようなふるえの発作がある赤ちゃんは、脳専門のお医者さんである神経科医にみてもらいます。発作をコントロールすることができる薬がたくさんあります。

小さな子どものとき

　2〜5歳の間になると、ダウン症のある子どもたちの多くははっきり見えるようにメガネをかけ始めます。またこの年代になると、みなさんもきょうだいがいびきをかいたり、なかなかねむれなかったりするのに気がつくかもしれません。また、「睡眠時無呼吸症候群」になることもあります。これは寝ているときに時々、短時間の間まったく呼吸を止めてしまい十分な酸素を取り入れることができなくなってしまう病気です。この年代の睡眠時無呼吸症候群は、ただでさえダウン症のない子どもに比べて小さめの口なのに扁桃腺が大きくなったことが原因の場合が多いです。こんなとき、お父さんお母さんは耳鼻咽喉科医と呼ばれる耳と鼻とのど専門のお医者さんのところに連れていくでしょう。また、ダウン症のある子どもは耳の病気がないか、その後も続けて耳の検査をしてもらう必要があります。

　2歳くらいになると、セリアック病（小児脂肪便症）の検査をする必要があります。セリアック病というのは、小麦、大麦、ライ麦が入っている食品（場合によってはオーツ麦が入っている食品も）が正常に消化できない病気です。その結果、下痢、おなかがふくれる感じがする、体重が減る、低成長となることがあります。研究では100人のダウン症のある人の中で16人もの人にこういった病気があるといわれています。もしきょうだいにセリアック病があったら、きっと特別な食事をとるように言われていると思います。大麦、小麦、ライ麦、場合によってはオーツ麦が含まれない食事です。これは、みなさんの家族全員がスーパーなどでこのような食べ物を買わないようにして協力することが必要かもしれないということです。少なくとも、きょうだいが食べ物をつかんで食べてしまうような場所に、このような食べ物を置かないように注意する必要がありますね。

　みなさんはダウン症のある子どもたちが白血病という血液のがんの一種

になる可能性が高いということを聞いたことがあるかもしれません。これは本当ですが、それでも100人のダウン症の子どもがいたら1人くらいの、かなり低い確率です。幸運なことにダウン症の子どもたちは医学的治療にはたいへんよく反応するため、現在ではほとんどが全快することが期待できます。

さらにダウン症候群に加えて、学習能力に影響する別の障害を合併することもあります。きょうだいが学校にあがるころになると、自閉症（社会性やコミュニケーションに問題がある）やADHD：注意欠陥多動性障害（集中したり、自分の行動をおさえたりするのがむずかしい）のような、学習に関わる能力に障害があると言われることもあるかもしれません。

5～13歳の間のダウン症のある子どもでは、これまでにお話しした医学的な症状が続く場合があります。さらに、肌がカサカサになることもよくあり、これには特別なケアが必要です。

思春期になったとき

ダウン症のある青年にもっともよくみられる医学的な問題は肥満です。これはいくつかの要因が重なった結果です。一つは他の人と比べてカロリーを速く燃やすことができないこと、もう一つはダウン症のある青年の多くが健康のために運動したり人と交流したりする機会が少ないことです。体重の問題をかかえたダウン症のある青年は、栄養指導のスペシャリストである栄養士との面接で、栄養を適切にとり健康的な食べ物を選べるよう本人や両親に指導してもらいます。

他の太りすぎの10代の人たちと同じように、ダウン症のある青年たちも糖尿病になってしまう可能性があります。糖尿病になると、エネルギーとして使われる糖分をためることができない体になってしまいます。ダウン症候群と糖尿病がある人は治療のための薬を出してくれる内分泌科医にかかるとよいでしょう。

また、太りすぎの10代のダウン症のある青年はさらに「睡眠時無呼吸症候群」にもなることがあります。これは「小さな子どものとき」のとこ

ろにも書きましたが、青年の場合、首周りに脂肪がついてのどがおさえつけられることで呼吸困難になることがよくありますが、子どものころと同様、扁桃腺肥大が治療しないままになっていることで無呼吸が起こることもあります。ダウン症候群があり睡眠時無呼吸症候群もある人たちは、寝ている間にもっと呼吸が楽になるよう、特別な器具を必要とする場合もあります。

　ダウン症のある若い人たち、その中でも特に生まれつき心臓の病気がある人たちは、思春期に新たに心臓の病気が起こることもあるので心臓の検査を続けて受けなくてはなりません。また、多くの人たちは歯がなかったり、小さかったり、形が悪かったりします。定期的に歯科医にかかることが大事です。

　みなさんと同じように、ダウン症のある青年たちも心の問題が起こることがあります。例えばうつ状態（とても悲しく感じたりします。例えば大好きなおじいさんが亡くなったときの悲しみからまだぬけ出せないでいることもあります）や、強迫性障害といって、何かに取りつかれたような気持ち（細かいところまで気になって仕方がない様子です。例えば、もうきれいになった手をまだきたないと思い込んで手を洗ってばかりいるなどです）になることがあります。

おとなになったら
　20歳ころになって初めててんかん発作を起こすダウン症のある人もいます。発作の間は、人の脳の中で異常な電気的活動が起こり、目をかっと見開いたままになる、頭ががくんと前にたおれる、けいれんを起こすといった異常な動きが起こり、自分ではおさえられなくなります。ダウン症のある人の100人に約8人が、一生のうちどこかでてんかん発作を起こしますが、神経科医から出してもらった薬の効果がある人が多いです。

　また，おとなになってさらに関節がゆるくなることがあり、みなさんのきょうだいは膝の問題をもっていることもあります。骨や靭帯の専門家である整形外科医が相談にのってくれます。

　肌のケアも大切な問題です。肌のきめがあらい、カサカサしている（乾燥

症）、皮膚がとても厚い（過角化症）、また主にくちびるにひびが入ってうろこ状になっている（口唇炎）などがみられることがあります。皮膚科専門医にみてもらい、日ごろからローションやクリームをぬるようにすることが大事です。

　最後に、ダウン症のある成人も年をとると、他の人と同じように、記憶の問題が出てくるようになります。ほとんどの場合、記憶の問題はうつや不安感、まん性の痛みなどの治療できる病気が原因のことが多いです。しかし、他の人と同じくダウン症のあるおとなもアルツハイマー病を発症することがあります。これは高齢の人たちが年をとるにつれて混乱する、物忘れがひどくなる、人や場所の見当がわからなくなるなどの症状のある病気です。この病気は進行性の記憶障害です。つまり、この病気をもつ人は少しずつ、簡単なことがわからなくなってしまうのです。例えば自分の服を選ぶこと、家族の名前を思い出すこと、仕事の仕方、それに自分自身の家の中で行きたいところに行くこともできなくなってしまいます。

　ダウン症のある人は、40〜50代でアルツハイマー病になることがあると言われています。これはダウン症のない人と比べて10〜20年ほど早いペースです。この事実があることから、ダウン症候群とアルツハイマー病との関連が研究されています。アルツハイマー病を起こす遺伝子の多くが第21染色体上にあることがわかってきました。ダウン症のある人は通常、第21染色体を1本余分にもっているため、ある種の遺伝子が多すぎてしまい、記憶障害が早めに始まってしまうのかもしれません。幸いなことに、アルツハイマー病のある人に効果がある新しい薬がたくさんあるので、ダウン症のある人にもこの薬が助けになっています。

　逆に、1本余分に染色体があることでダウン症のあるおとなは、ある種のがんにかかりにくくなっている面もあると考えられています。みなさんはダウン症のあるおとなはダウン症のないおとなと比べ、乳がん、肺がん、口腔がん、その他のがんにかかりにくいことを知っていますか？　科学者たちは第21染色体にはよい遺伝子がいくつかあって、ダウン症のある人は第21染色体を1本余分にもっているために、守りが強化されているのだと考えて

います。このことから、ダウン症のあるおとながかんの治療法のカギになるものをもっているかもしれないと期待しています。余分な第21染色体が1本ある場合にどの遺伝子が役立っているのかが解明されれば、研究室でこれらの遺伝子が作り出すタンパク質を作ろうとすることができます。理論上は、このようなタンパク質をダウン症のない人にも投与すれば、ある種のがんが防げることになるのです。

きょうだいの医学的な状態についてまだ質問があったら他の場合同様、お父さん、お母さんにもっと教えてもらうようにたのんでみてください。もしきょうだいの次の診察日にいっしょに行けるなら、きょうだいの前かきょうだいのいないところで、あなたの疑問に思っていることをお医者さんに聞いてみることができます。また、両親にお願いして、あなたの心配していることをお医者さんに聞いてもらい、答えをもち帰って教えてもらうこともできるでしょう。

> みなさんはダウン症のあるおとなはダウン症のないおとなと比べ、乳がん、肺がん、口腔がん、その他のがんにかかりにくいことを知っていますか？

ダウン症のある人はどのくらい長生きできるの？

科学と医学が進歩したことで、ダウン症のある人は以前より長生きできるようになりました。1983年ごろは主に心臓の病気が原因で、平均で25歳くらいまでしか生きられませんでした。しかし現在では、アメリカのダウン症のある人は平均60歳近くまで生きられると予想されています。ある報告によると、100人のうち約12人が70歳まで生きられるとさえ言われています。このことは、ダウン症のある人が、今では平均寿命が一般の人に近づいてきた（アメリカ人の平均寿命は78歳です）ことを示しています。

1本余分に染色体があるとどうしてこんなにちがいが出るの？

これはとてもよい質問です！ アメリカの、また世界の研究者たちは、この問題を解決しようと取り組んでいるところです。ダウン症のあるほとんどの人に第21染色体が1本余分にあることは知られています。そして第21染色体の遺伝子の中でもあるものだけが、他の遺伝子よりも大きなちがいを引き起こすのだと考えられています。科学者たちは以下のような疑問をもっています。

- 第21染色体には3本になったとき、ダウン症のある人にみられるような心臓病を引き起こす遺伝子があるのか？ 同じように、1本余分になったときに、ダウン症のある人のような甲状腺の病気を引き起こす遺伝子があるのか？
- 学習するうえでの困難を左右するような遺伝子は見つかるのか？
- また、早期に老化することに関与している遺伝子は？

質問のリストはいくらでも挙げられるでしょう。研究者たちは今でも、第21染色体がどのような仕組みでダウン症のある人の特徴をもたらすのかということを解明しようとしています。将来いつか、余分な1本の第21染色体のはたらきをどうやってとめるのか、あるいはそこまでいかなくてもどうやってほとんどの問題を起こしている遺伝子の影響を防ぐことができるのかを解明できる日がくることを、研究者は期待しています。もし、みなさんが最新の研究の情報を知りたいなら、第9章をチェックしてみてください。

> 研究者たちは今でも、第21染色体がどのような仕組みでダウン症のある人の特徴をもたらすのかということを解明しようとしています。

まとめ

➡ ダウン症候群にはトリソミー21、転座型ダウン症候群、モザイク型ダウン症候群の3つのタイプがあります。3つとも、染色体という、みなさんの体に指令を出す設計図のセットが余分にあることが原因です。

➡ ダウン症のある人は人種、文化、民族に関係なく同じ割合で生まれてきます。

➡ アメリカでは733人に1人の割合でダウン症のある子どもが生まれています。

➡ もしみなさんのきょうだいがトリソミー21かモザイク型のダウン症候群であれば、あなた自身がダウン症のある子どもを産む確率は世界のどんな人とも同じです。しかし、もしきょうだいが転座型ダウン症候群であったら、あなたが遺伝子保因者であった場合に限り、その確率は大きくなります。

➡ 現在のところ、ダウン症のある赤ちゃんが大きくなったときにどのような医学的な問題が起こるのかを予測することはできません。定期的に健康診断を受けることで、みなさんのきょうだいの健康を保つことができます。何か問題があったら、それを早期に発見し治療することができるからです。

➡ 研究者たちは、第21染色体が余分にあると、どうしてダウン症のある人の症状が出てくるのかを解明しようとしているところです。

2 練習

ダウン症のある人たちの学習の仕方

第2章 練習―ダウン症のある人たちの学習の仕方

> 一つの学習のスタイルが、だれにでも合うわけではありません。

ダウン症のある人たちは、アメリカ各地の学校でこれまでになくすばらしい学習成果を上げるようになっています。学校といっても、学び方がちがう人たち*1のための教育環境にはいろいろあります。一つの学習のスタイルが、だれにでも合うわけではありません。あなたのダウン症のあるきょうだいは、一日のうちのほとんどの時間を障害のない同級生といっしょに過ごしているのかもしれないし、障害のある生徒のために特別に設けられた教室で過ごしているのかもしれません。または、ホームスクール形式で家庭で学習していますか。それとも、すでに高校を卒業して、大学やその他の教育プログラムで授業を受けているかもしれませんね。

また、ダウン症のある人たちの学ぶ力が、人によってかなり差があることにもあなたは気づいているかもしれません。それほど苦労することなく、集団生活を送るために必要な社会性やコミュニケーション能力を発揮してクラスの中でおくれずについていっている人がいる一方、話すことのむずかしさや行動の問題などをふくめ、学習するうえでいろいろなかべにぶつかっている人もいるようです。

ここでは、ダウン症のある人たちのさまざまな能力について、また、現在の教育現場で提供できるサポートについて説明します。能力のいかんにかかわらず、あなたと同じようにあなたのダウン症のあるきょうだいもいくつになっても学び続けます。この章を読めば、両親や先生がきょうだいにとって一番よい教育環境を選ぶためにどんなことに気

---

*1 **学び方がちがう人たち（learning differences）**：例えば、形を覚えるのが苦手でひらがなを読み書きできるようになるまでに時間がかかったり、書いてあることを読んで内容をイメージするのがむずかしかったり、計算が苦手でとても時間がかかったりするなど、私たちと同じ方法で勉強すると、むずかしいこと、大変なことにたくさんぶつかってしまう人がいます。そういう人も、例えば、ひらがなや漢字の書き順を口に出して言いながら書くと簡単に覚えることができたり、自分で文章を読むのではなく先生に読んでもらったらすぐに内容をイメージすることができたりするなど、その人に合った方法で勉強すれば、問題なく学習を進めることができます。このように、一般的な方法では学ぶのがむずかしいけれど、自分に合った方法なら学ぶことができる人たちのことを「学び方がちがう人たち」といいます。

を配ったのか、あなたにも理解してもらえるでしょう。

どうしてダウン症のある人たちは物事を学ぶのに時間がかかるんですか？

　正直なところ、私たちにもその答えはわかりません。第1章でお話ししたように、ダウン症のある人の多くは、第21染色体を1本余分にもっています。どういうわけか、この染色体上の遺伝子が1セット余分にあることで、みんなには簡単にできてしまうことがダウン症のある人たちにとってはむずかしくなってしまうのです。

> 知的障害があるからといって、学ぶことができないということはありません。

　ところで、IQテスト（知能検査）というのを聞いたことがあるでしょう。これはどのくらい知的な能力があるのかを測るための検査で、主に心理士や教育の専門家によって行われます。ふつう、IQテストは十分なコミュニケーション能力がないと回答できません。ところが、ダウン症候群にはたいてい話し言葉のおくれがともなうため、ダウン症のある子どもたちは質問の答えがわかってもうまく伝えることができず、検査で不利になってしまうのです！　とはいうものの、ほとんどのダウン症のある人たちには、やはりある程度の知的障害があります。「ちえおくれ」という言い方をするお医者さんもいます。でも、知っておいてください。知的障害があるからといって、学ぶことができないということはありません。学べないのではなく、ただ同じ年齢の子どもたちに比べて学ぶのがゆっくりで、理解するまでにくり返し学習する必要がある、というだけのことなのです。

　障害のない人たちにも勉強の得意、不得意があるというのは、あなたにも普段からわかっていることでしょう。例えば、あなたは社会科が得意だけれど、友だちは数学の天才かもしれません。ダウン症のある人も同じです。能力にはそれぞれ大きな差があり、飲み込みの速い人がいる一方、簡単なことを理解するのにも時間のかかる人もいます。でも今のところ、どのダウン症

のある赤ちゃんが学習の速い子になるかは、お医者さんや学校の先生にも言い当てることはできません。あなたも知っているかもしれませんが、ダウン症のある人たちの中には、耳がきこえにくかったり、自閉症、行動障害など医学的な問題をもち合わせている人もいて、それが学習にも影響を与える場合があるのです。

それでもなお、「もって生まれた能力を最大限に生かし、才能にあふれ、教養のある人になるよう支援する」という教育目標は、どのダウン症のある人にも共通のものです。このあとお話しするように、この目標を達成するためには、親、先生、そしてダウン症のある人たちそれぞれの努力が必要になってきます。

ダウン症のある人にとって、特にむずかしかったりやさしかったりする教科はありますか？

> すぐれた先生は、ほとんどのダウン症の人たちにとって一番わかりやすい教え方は、より具体的で、目で見てわかりやすいよう視覚的に工夫されたものだということを知っています。

ダウン症のある人たちが好む教科はいろいろあります。あなたも、きょうだいにお気に入りの教科があることに気づいているかもしれませんね。音楽、理科、美術、もしかしたら国語でしょうか？　でも、好ききらいには関係なく、ダウン症のある生徒たちが大変だと感じることが学校生活には出てきます。

■　算数や読み書きは、ダウン症のある人が苦労することが多い分野です。例えば社会の時間、ダウン症のあるあなたのきょうだいは、教科書を読んで理解するためにだれかについていてもらう必要があるかもしれません。理科の時間、科学の実験結果をまとめるのに電卓を使わないといけないかもしれないし、国語の時間、作文を書くときに補助の先生に手伝ってもらっているかもしれません。

■　ダウン症のある人たちは、たくさんのことを覚えておくことにも苦労することがあります。例えばあなたのきょうだいは、２＋８のような簡単な足し算の答えを覚えておくことや、アメリカ合衆国独立前の13の植民地区すべてを覚えて言う課題がむずかしいかもしれません。でも、その一方で、美術の時間にカラフルな紙を切りばりするコラージュ作りの手順を覚えたり、休み時間にゲームの遊び方をすぐに覚えたりするなど、何かのやり方を覚えるのは得意なのではないでしょうか。先生たちは、ダウン症のある子どもたちの中には、出来事を記憶する力──「陳述的記憶」と呼ばれるタイプの記憶──が弱い人が多いことを知っているべきです。そして、そんな子どもたちのために、何度もくり返し教えたり、絵や目で見てわかりやすい補助教材を準備したりするなど、特別な配慮（あるいは、指導方法の変更）を考えるべきでしょう。

■　ダウン症のある子どもたちは、抽象的な物事の意味を理解するのにも苦労します。社会科の授業で"民主主義"について理解するのはむずかしいかもしれません。算数の授業でお金を数えたり、ランチを買ったときにいくらおつりをもらったらいいのか計算したりするのにも手こずるかもしれません。また、音楽の授業で音の高さやメロディのような特性について話し合うと、頭の中がこんがらがってしまうのではないでしょうか。すぐれた先生は、ほとんどのダウン症のある人たちにとって一番わかりやすい教え方は、より具体的で目で見てわかりやすいよう視覚的に工夫されたものだということを知っています。抽象的な考え方を簡単な実例にかみくだき、それを視覚教材や絵を使って示すことで、より広い概念を理解し始める助けになるのです。例えば民主主義を学ぶ授業では、本物に似せて作った投票所で選挙を体験することから始めることができるし、教室の中のお店で計算機を使ってオモチャを買う練習をすれば、そこからお金の意味を学ぶことができるかもしれません。また、メロディや高さの学習では、ポピュラーソングを演奏し、その歌が"楽しい"か"悲しい"かを、ボードにはられた楽しい顔、悲しい顔を指差

しながら判断していくことから始めることができるでしょう。

■ ダウン症のある子どもたちには、何をするのか言葉だけで説明されるより、どうやってするのか見本をみせてもらったほうがよく理解できる、という傾向があります。音声だけの指示に従うほうが、実際に見本をみせてもらいながらいっしょに（見る、聞く力を使って）行うよりむずかしいことなのです。さらに、授業中、子どもたちの集中力を保つために、絵を並べて作ったスケジュール表を使うこともあります。日々の日課や、次にしなければならないことを忘れないようにするためです。プリント課題を終えたあと何をしたらいいのか、みんなにはよくわかっていることでも、ダウン症のある人たちは忘れてしまうことがあるのです。絵のスケジュール表は、するべきことを忘れないようにするのにぴったりの方法です。

■ それでもやはり、授業に集中するのがむずかしいときがあります。一つのことに興味をもって集中していられるのはほんの数分だけで、すぐ何か新しいことに移りたくなってしまうのです！　そこで、先生や補助のスタッフは、子どもたちの注意を引き続けるためにいろいろと工夫をこらします。その方法の一つは、クラスメイトとペアにすることです。友だちといっしょに作業すれば、すぐにあきてしまうことはないでしょう。また、目で見てわかりやすい補助教材を普段よりたくさん使うようにしたり、体験学習の機会を設けたりすることもあります。

反対に、ダウン症のある人たちにとって取り組みやすい教科もあります。

■ あなたのきょうだいは、音楽をきいたり、歌がたくさん流れる映画を観たりするのは好きですか？　ダウン症のある人たちの中には生まれつき音楽を楽しむ力をもっている人がいて、かれらのリズム感やテンポを合わせる能力には障害がないことを明らかにしている研究者もいます。

そういうわけで、音楽の授業になるとすばらしくやる気を出して参加する場合があります。

- 創造力を発揮し、深い感情を表現することができる美術も得意科目かもしれません。ダウン症のある人たちの中には、絵をかくこと、スケッチする能力にめぐまれている人がいます。

- 読むことが大好きなダウン症のある子どもたちもいます！ 実際、コミュニケーションの力をのばすために、小さいころから読むことを教えるようにとすすめる研究者もいます。あなたのきょうだいは、理科や社会科の教科書にのっている抽象的な考えを理解するのには苦労するかもしれませんが、その一方で、物語はすらすら読めるかもしれません。最近の研究によると、青年期に高校レベルのものを読むことができるダウン症のある人も実際にいるのです。

- 書き取りもお気に入りの課題かもしれません。あなたたちの中には、ダウン症のあるきょうだいがつづりのまちがいをとても上手に見つけられることに気づいた人も実際にいるのではありませんか？ 理由はまだよくわかっていませんが、ダウン症のある人の中には、書き取りの課題をなんなくこなせる人たちもいます。

結局のところ、あなたのダウン症のあるきょうだいにとって授業がどのくらいむずかしいかやさしいかは、本人の能力だけでなく教え方によっても変わってきます。いろいろな工夫をしてくれる先生、能力に合わせた対応、親と学校が密に連絡を取り合うことのすべてがそろえば、どんな教科でも取り組みやすくなるはずです。

どうして、しゃべれるようになるのがそんなにむずかしいんですか？

> 多くの親はダウン症のある子どもたちに、話すようになる前に、手のジェスチャーでコミュニケーションをとる方法を教えます。

　まず、赤ちゃんがおしゃべりを始めるときの道すじを考えてみましょう。ダウン症のない赤ちゃんのほとんどは、だいたい生後6か月でブッブー、ダアダアというような喃語と呼ばれる声を出すようになります。ふつう、1歳前後になると意味がわかって「ママ」「パパ」という言葉を使い始め、1歳6カ月くらいで少なくとも4～10語の単語が言えるようになります。そして、2～3歳の間に単語を2つ以上つなぎ始め、その後、長いフレーズや文章を話し始めるのです。

　ダウン症のある赤ちゃんも同じ段階をたどりますが、その歩みがゆっくりなのです。また、第1章で説明したように、たいてい口が小さくて舌の動きをコントロールするのが苦手なため、おしゃべりを覚えるのに苦労することがあります。

　だからといって、ダウン症のある赤ちゃんや子どもたちはコミュニケーションがとれない、ということではありません。おしゃべりはコミュニケーションの一つの側面にすぎず、私たちは、視線、ジェスチャー、そしてボディ・ランゲージなどでもコミュニケーションをとっています。お母さんが怒っているときは、何か言われなくてもわかるでしょう？　友だちがだまっていたとしても、イライラしているのには気づきますよね。人は、話すこと以外の方法でも多くの感情や考えを伝え合っています。それはダウン症のある赤ちゃんや子どもたちも同じです。

　そこで、多くの親はダウン症のある子どもたちに、話すようになる前に、手のジェスチャーでコミュニケーションをとる方法を教えます。また、多くの研究者が、ダウン症のある子どもたちは、言いたいことはたくさんあるのだけれど、それを言葉にする能力が未熟なだけだと考えています。だから、

言葉の発達が追いつくまでの間、サインやジェスチャーを使うことが助けになるのです。

　このサインやジェスチャーは、ろう者や耳がきこえにくい人たちが使っている実際の言語、アメリカ手話（ASL）を使っています。ただし、ダウン症のある子どもたちが使っているジェスチャーは、この手話のほんの一部にすぎません。手話で話しているというより、サインやジェスチャーを使っている、と言ったほうがいいかもしれません。また、サインを教えるときには、必ず話し言葉もそえるようにします。

　ダウン症のある子どもたちが教わるサイン：

- *はい*：右手でにぎりこぶしを作り、手首を前にたおしてうなずかせる。
- *もっと*：左右それぞれの手の指先を集めてすぼめ、左右の指先どうしをくっつけるように合わせる。
- *食べる*：右手の5本の指をすべて集めてすぼめ、その手を顔に向けて近づけ、指先を口につける。
- *飲む*：右手を、コップをもっているように軽く丸め、くちびるに近づけて飲む真似をする。

　サインやジェスチャーを使ったコミュニケーションを身につけてしまったら、いつまでたってもおしゃべりしないんじゃない？　と、心配になったかもしれませんね。でも、大丈夫です。家族や友だちは、ダウン症のある赤ちゃんや子どもに話しかけ続け、おしゃべりをうながしていますから。ジェスチャーはおしゃべりができるようになるまでの間、自分を表現するための方法です。おしゃべりが上達するにつれ、ジェスチャーは少しずつ消えていくのです。

　多くのダウン症のある子どもたちは、子どもたちがおしゃべりを覚えるのを手助けするよう訓練を受けた専門家、*言語聴覚士 (ST)* のところにも通います。言語聴覚士は、子どもたちの舌のはたらきをよくしたり、言葉を正しく発音する方法を教えたりするほか、むずかしい音の出し方や、歯切れよく話す方法——つまり、だれにでもわかってもらえるようにはっきり話す方法を学ぶ手助けもします。

そして、話すことができるようになってからも、ダウン症のある子どもたちやおとなたちの多くに、言語聴覚士のかかわりが引き続き必要です。ダウン症のある人たちの中には、言葉や音をくり返したり、つまったりして、なめらかに話すことができない吃音のある人や、長い間いくつかの音をはっきり発音できない人がいるからです。また、研究者にも理由がはっきりわかっていませんが、ダウン症のある子どもたちにとっては、文法など言葉の規則を学ぶのもたいていむずかしいようです。言語聴覚士は、これらの問題すべてに対応できるようトレーニングされています。

最後に付け加えると、話せるようにはならないダウン症のある子どもたちもわずかながらいます。なぜ話せるようにならない子どもがいるのか、その理由はまだよくわかっていません。でも、そんな子どもたちも、話すこと以外の方法を使ってコミュニケーションをとることができるということはわかっています。例えば、写真や絵を指差したり、順番に並べたりすることによってコミュニケーションをとることを学んだり、最先端の合成音声装置やその他のコミュニケーション機器を使ってやりとりすることを学んだりする子どもたちがいます。

そしてまた、言葉で表現する際にサインやジェスチャーも使い続け、考えや気持ちが伝わるようにしている子どもたちもいます。

どうしてぼくの弟は進級できなかったんですか？

> 普通、ダウン症のある子どもたちは、新しいことを学ぶのに時間がかかります。

おそらく両親は、弟さんの学習目標について先生とこまごまと相談しているでしょう。両親も先生もみんな、弟さんができるだけしっかり学べるようにといろいろ手をつくしています。そしてその結果、むずかしすぎる次の学年に進級するより、もう一度同じ学年をくり返すほうが本人にとってよいだろうという結論になることがあるのです。

普通、ダウン症のある子どもたちは、新しいことを学ぶのに時間がかかり

ます。だから、次の学年でうまくやっていくために必要な力がまだ完全についていないと親や先生が判断したら、同じ学年で１年間かけてその必要な能力を身につけさせようとするわけです。

また、進級する前に、社会性や感情のコントロール、自立した日常生活を送るための能力をさらに身につける必要があると先生や親が判断した場合にも、もう１年同じ学年をくり返すことがあるかもしれません。例えば、幼稚園を卒園する時点で、まだ先生に注意を向けることがむずかしかったり、お話の時間にいすに座っていることができなかったり、先生の指示に従うことができなかったりしたときなどです。親や先生は、小学１年生になる前にこういう力を身につけさせておきたいと判断するのでしょう。小学校では、教室のルールに従うことがもっと大切になってくるからです。

同じ学年をもう一度くり返すことを、失敗だとは考えないでください。むしろ、将来に備えて最高の準備をするために、親と先生がよく考えて立てたしっかりとしたプランだと考えるべきなのです。

ダウン症のある姉にとって一番いい教育方法は何でしょう？

ダウン症のある人たちのニーズや才能は人によってそれぞれちがいます。だから、ただ一つ、これがダウン症のある人への「正しい教育方法」だ、というものはありません。「普通学級」でうまくやっているダウン症のある人もいれば、障害のある生徒のための特別支援学級で最大限に能力をのばしている人もいます。また、学校ではなく家庭で学習するホームスクールでもっとも学習成果が上がる子どもたちもいるでしょう。では、こうした教育方法のメリット、デメリットをそれぞれみていきましょう。

インクルージョン
ダウン症のある子どもたちの中には、障害のない生徒といっしょに普通学級で過ごしている人がいます。この教育モデルは、障害のある人たちが普通学級に「ふくまれている」という意味の用語で「インクルージョン」と呼

> ダウン症のある子どもたちは、普通学級の教室で学ぶほうが、他の教育環境で学ぶより学習効果が高い場合が多いです。

ばれています。「主流」という意味の「メイン・ストリーミング」という別の用語が使われることもあります。インクルージョンのメリットの一つは、ダウン症のある人たちが、障害のない友だちと友情をはぐくんでいくことができるという点です。また、障害のない友だちから、人との付き合い方やふるまいを学びとることもできます。このモデルでは、ダウン症のある子どもたちが「クラスの一員だ」と思えるような環境にして、同じ年齢の他の子どもたちとちがうところよりも同じところのほうがずっと多いことを強調しているのです。

そして、多くの研究者が、ダウン症のある子どもたちは、普通学級の教室で学ぶほうが、他の教育環境で学ぶより学習効果が高い場合が多いことを証明しています。また、これらの研究を行った教育の専門家によると、インクルージョンの環境で教育を受けて成長したダウン症のある人たちは、仕事につくチャンスにもめぐまれやすいようです。

一方、ダウン症のある人が教室にいると、他の生徒の勉強までおくれてしまうという人もいます。でも、研究では、インクルージョンが正しく行われれば、そうではないことを示しています。それどころか、同じクラスに障害のある生徒がいる場合、よりよい教育が受けられるということも教育の専門家が明らかにしています。その理由の一つは、インクルージョンが正しく設定された場合、担任の先生以外に加配の先生や補助の先生が教室に入ることになるため、他の生徒みんなも指導者にみてもらえる機会が増えるということです。また、障害のないクラスメイトにやさしい気持ちや社会性、また、自尊心が育つこともわかっています。つまり、ダウン症のある人たちがクラスの仲間によい影響を与えることがあるのです！

とはいえ、ダウン症のあるきょうだい本人、親、先生、そして学校をふくむすべての人の協力がなければ、インクルージョンは成功しません。インクルージョンの大きな問題点の一つは、必要なサポートをすべて用意できないことがある、ということなのです。おそらくあなたも気づいているように、

ただ単にダウン症のあるきょうだいを教室に押し込んだだけではうまくやっていくことはできません。教室の中できょうだいをサポートするスタッフやテスト時間の延長、きょうだいのために考えられた宿題など、特別な対応が必要です。特に、中学や高校では、指導方法や教材を本人のレベルや学習スタイルに合わせて調整しなければならないため、特定の授業、あるいはすべての授業で、ダウン症のあるきょうだいのための特別な先生がついて、担任の先生といっしょに教える必要があるかもしれません。

　もし、必要なサポートが用意できなければ、おそらくきょうだいは落ちこぼれにされてしまうでしょう。勉強する教科が多すぎて、課題をこなせず、授業内容も理解できないままなやまされることになります。また、経費をおさえるために、一つのクラスに障害のある子どもたちを何人もまとめて受け入れようとする学校もよくみられます。そのような環境では、先生がそれぞれの子どもへの対応や課題の準備などたくさんの仕事をかかえてしまうため、負担が重くなりすぎます。そして結果的に一人ひとりに目が行き届かなくなってしまうのです。インクルージョンを成功させるコツは、ダウン症のあるきょうだいが普通学級で成功体験ができるようなサポートを、ちょうど必要なだけ提供することです。

　また、家族が心配するもう一つの問題はいじめです。子どもたちは時としていじわるくなることがあり、ダウン症や他の障害のある子どもたちをからかったりするかもしれません。さらに、友だち付き合いを保つのはとても大変だったと語るダウン症のある人もいるのです。そう、クラスメイトは親切にしてくれるかもしれませんね。でも、他の友だちにするように、放課後、ダウン症のあるきょうだいに電話をかけてくれるでしょうか？　そして卒業後、ちがう高校や大学に進学したあとも、ずっと友だちでいてくれるでしょうか？　こういったむずかしい質問には、第6章でお答えしようと思います。

特別支援学級

　学習や行動に障害のある生徒たちだけの教室で学ぶダウン症のある人もいます。こういった学級では、普通学級と同じ教育カリキュラムで学習する

> 広くてさわがしい教室では集中することができなかったり、刺激が多すぎて混乱してしまったりする子どもたちにとっては、特別な少人数学級が向いているかもしれません。

場合もあれば、特別なカリキュラムにそって学習する場合もあります。特別なカリキュラムは、基本的な読解力、お金の管理、身だしなみのほか、仕事をするうえで必要な術を学ぶ職業訓練など、「実用的な能力」に力を入れたものになるでしょう。こうした学級はだいたい通常より小さくて、6～15人くらいの生徒に先生が1人、アシスタント（つまり補助教員）が一人か二人配属されています。

あなたの学校に特別支援学級がある場合は、校内のどこにあるのか、おそらくあなたも知っているでしょう。そしてその教室の中に、ダウン症のある子どもたち（もしかしたらあなたのきょうだいも！）や、他の障害のある子どもたちがいることにも気づいているのではないでしょうか。

また、普通の学校とは別のところにある、障害のある人だけが通う特別な学校に入学する人もいます。この特別支援学校では、学習がより困難な生徒たちのために特別な指導法を使ったり、さらに時間をとって教育したりしています。普通、地域の学校では子どものニーズに合わせた対応ができないだろうと親が考えたときに、このような特別な学校に入学することになります。ただ、このような学校に通う場合は、地域の学校への通学に比べ、遠距離通学をしなければならないことが多いようです。

障害のある子どもたちだけの学級のメリットの一つは、一人ひとりの発達に合わせたペースで学ぶことができるということです。先生は、子どもたちそれぞれの学習の速さに合わせて指導のスピードを上げたり落としたりすることができるし、読むことや算数を教えるために、特別な教え方やコンピュータなどの新しい技術を使うこともできるかもしれません。そして両親がよく挙げるもう一つのメリットは、クラスメイトと長く付き合える関係を築くことができ、教室をはなれてスペシャルオリンピックスやその他の集団活動にもつながる友だちとのきずなを育てることができるということです。

また、広くてさわがしい教室では集中することができなかったり、刺激が多すぎて混乱してしまったりする子どもたちにとっては、こういった特別な少人数学級が向いているかもしれません。

　一方、この選択肢のデメリットの一つは、障害のない同年代の仲間との交流の機会が少なくなってしまうことです。障害のある子どもたちには自分たちだけの教室があり、自分たちだけで給食を食べ、自分たちだけで休み時間を過ごします。そうやって過ごしているうちに、障害のない人たちと社会的な関係を築く機会や、社会生活を送るために欠かせないスキルを学ぶ機会をのがしてしまうのではないかと主張する人たちもいます。この人たちがさらに問題視しているのは、ゆっくりとしたペースで授業が進められ、普通学級のカリキュラムにあるようなはっきりとした学習目標がない場合もあるため、ダウン症のある子どもたちにしっかり勉強させていないのではないかという点です。

ホームスクール

　ずっと自宅にいるダウン症のある子どももいます。そして日中、お母さんやお父さんが先生の役割を担うのです。これは、家庭で行う学校に通うという意味で「ホームスクーリング」と呼ばれています。ホームスクーリングを選んだ家族は、地域の学校への不満、わが子を自分で教えたいという願い、家庭環境こそもっとも勉強にふさわしいという信念、ニーズに合わせて個別に授業を組み立てられ、子どもが自分で決めたペースで取り組めることなど、その理由をいくつも挙げています。

> ダウン症の子どもたちにとってのホームスクーリングのメリットの一つは、個人に合わせて学習を進めることができるということです。

　ダウン症の子どもたちにとってのホームスクーリングのメリットの一つは、個人に合わせて学習を進めることができるということです。お父さん、お母さんは、子どものニーズに合わせて、速く、あるいはゆっくり授業を進めることができます。また、ホームスクーリングを支持している人は、子

ものことを一番よく理解しているのはお父さん、お母さんだという考えをもっています。親なら、わが子の課題をより正確に見きわめることができるし、学力をのばすための方法を個人に合わせて考えることができるかもしれません。

ホームスクーリングのデメリットは、障害のある・ないにかかわらず、他の子どもたちとの交流が限られてしまうということです。ホームスクールで学んでいる子どもたち同士で交流する機会はあるのですが、インクルージョンの普通学級や、特別支援学級に通う子どもたちに比べると、やはり接する機会は少ないだろうとホームスクールに批判的な人たちは言います。ホームスクールで勉強するダウン症のある子どもたちは、友情をはぐくんだり、社会生活を送るための力をのばしたりする機会が少なくなると言えるかもしれません（訳注：日本には、親が先生となって教えるホームスクーリングの制度はありません）。

教育方法の組み合わせ*2

これまでに紹介した3つの方法を組み合わせた形で教育を受ける人もいます。例えば、あなたのダウン症のあるきょうだいは、音楽や美術、社会科などはインクルージョンの普通学級で受け、算数や国語の授業は特別支援学級で受けているかもしれません。あるいは、小学校の間はホームスクールで勉強し、その後はできるだけ社会経験を積ませるために、特別支援学級やインクルージョンの普通学級に進学させることを決める親もいるでしょう。親は先生や学校と協力することで、これらの教育システムを組み合わせた環境をお姉さんのニーズに合うように作り上げることができます。

これら3つの教育システムには、それぞれメリット、デメリットがあります。インクルージョンの普通学級、特別支援

> *2 **教育方法の組み合わせ**：日本では、特別支援学級に所属している子どもたちが「交流」や「共同学習」を目的に普通学級の活動や授業に参加することはありますが、本文（40頁）で説明されているような特別支援学級と普通学級の組み合わせの制度はありません。なお、普通学級に所属し、週に数時間だけ「通級指導教室」で指導を受ける通級の制度はあります。

学級、ホームスクーリング、そしてこれらを組み合わせたもののうち、どれがあなたのきょうだいに一番適しているかは、両親、先生がしっかり検討し、結論を出すべきです。もし、きょうだいの教育環境について他にも疑問があるなら、現在の教育計画を選んだ理由を両親にたずねてみてください。

インクルージョンが経験できるのは学校だけですか？

　一歩学校を出ても、あなたのダウン症のあるきょうだいが参加できるようなインクルージョンの活動はたくさんあります。スポーツをたとえにみてみると、きょうだいは、障害のない人たちを主なメンバーとする地域のサッカーチームでプレイしているかもしれません。これは、スポーツにおける「インクルージョン」の実践です。あるいは週末に、障害のあるアスリートだけのスペシャルオリンピックスのチームでバスケットボールをしているかもしれません。これはいろいろな点で「特別支援学級」モデルに似ています。

　すべてのダウン症のある人にとって、これら両タイプのチームのどちらかが「正しい」とか「ベストな選択だ」とは必ずしも言えません。どちらがよいかは、本人の希望と、その活動の目的によるのです。例えば、あなたのダウン症のあるきょうだいにとっての目的が、できるだけ長い時間ゲームに出場し、ゴールをたくさん決めて自分に自信をもちたい、というものであればスペシャルオリンピックスのチームがぴったりだし、学校の友だちとプレイして人とうまく付き合っていく力をつけたい、という目的ならインクルージョンのチームのほうがいいでしょう。多くの家族は子どもたちに、インクルージョンに近い活動、障害のある人が多い活動の両方の経験をしてほしい、そして、両方からそれぞれちがった種類の収穫を得てほしいと願っています。

　他の例もみてみましょう。日曜日、あなたのきょうだいはいろいろな人がたくさん参加している礼拝に出席するとしましょう。その週の後半に、今度は障害のある人たちだけが集まっているお祈りの集いにも参加します。さて、最初のグループのほうが、後のグループより、どのようにインクルージョン

環境なのかわかりますか？　そして、両方のグループにメリット、デメリットがあるのがわかりますか？

　では、こちらはどうでしょう。高校を卒業したダウン症のあるきょうだいは、障害のある人のための作業所に就職することにしました。地域の小売店におさめる商品をパックづめする仕事です。数年後、今度は、地域の病院で各部署に手紙を届ける仕事に転職しました。最初の仕事のほうが特別支援教育に近いですよね？　そして次の仕事は、インクルージョンに近いように思われます。

　つまり、インクルージョンと特別支援教育のメリット、デメリットは教室の外でも広がっているのです。そしてその理論と実践は、スポーツの分野、信仰の場、職場、その他さまざまな場面に当てはまります。

障害者教育法（IDEA）、個別教育プログラム（IEP）って何ですか？*3

障害者教育法（IDEA）は、みんなと同じように、あなたのきょうだいにも公的教育を受ける権利を保障する法律「障害者教育法（the Individuals with Disabilities Education Act)」の略語です。この法律は1975年11月29日にアメリカの連邦議会によって承認されました。その後、何回か改定され、最近では2004年に改定、更新されています。また、障害者教育法は、障害のある子どもたちにどう教育を提供すればいいのかについて、全50州、そしてコロンビア特別区の学校に手引きを提供しています。ご想像どおり、この法律は複雑で、多くの条項から成り立っています。

> 個別教育プログラム（IEP）とは、両親、担任の先生、学校当局が協力し、生徒のニーズに合わせて考えた教育目標を定めた法的な書類です。

■ 障害者教育法のパートCは3歳未満の障害のある乳幼児への「早期療育」について書かれています。早期療育プログラムを使って発達に必要な支援をするため、訓練士や先生が定期的に子どもやその家族（多くの場合、家庭）を訪問し、座ることや歩くこと、言葉や学習に関する発達をうながすようはたらきかけます。ダウン症のある子どもたちはみんな、このプログラムを受ける資格があります。そして、小さいころに療育を受けた子どもたちは、能力

---

*3 障害のある人の教育に関する日本の法律

教育基本法：日本の教育の基本的な考え方についての法律。障害のある人が、障害の状態に応じて十分な教育を受けられるよう、教育上必要な支援をしなければならないと定められています。

学校教育法：学校制度の基本をまとめた法律。学校教育法の下位法である学校教育施行規則に定められた学習指導要領には、障害のある生徒には、障害の状態などに合わせた個別の指導計画を作成するよう明記されています。これは、アメリカの障害者教育法（IDEA）で規定されている、個別教育プログラム（IEP）を参考にしたものと考えられます。

を十分に発達できる可能性が高いという研究結果が出ています。

■ 障害者教育法の**パートB**では、3～21歳までの障害のある子どもたちが、学校制度の中で受けられる教育サービスについてのべています。法律は、学校制度の役割は、障害のある人たちが学習目標を達成できるよう「もっとも制限の少ない環境」のもとで教育することと定めています。これは、障害のある子どもたちも、可能な限りまず第一に、前の質問でお話ししたようなインクルージョンの環境で教育することを考えるべきだという意味です。親や先生たちがインクルージョンの普通学級は子どものニーズに合っていないと感じた場合にはじめて、他の教育形態を考えることができるのです。

　障害者教育法のもとでは、障害のある子どもたちはみんな、個別教育プログラム（IEP）を作成してもらう権利があります。個別教育プログラム（IEP）とは、親、担任の先生、学校の管理職が協力し、子どものニーズに合った個別の教育目標を定めた法的な書類のことです。ここには、それぞれの目標を達成するために必要なサービスの内容も書かれています。例えばあなたのダウン症のあるきょうだいは、文字を書いたりコンピュータのキーボードを打ったりするという目標のために作業療法を必要としているかもしれないし、もっとはっきりと、文法上も正しい文章で話せるようになるという目標のためには言語聴覚療法が必要かもしれません。また、読解力をのばすためには、特別支援教育の先生にみてもらう必要があるでしょう。

　ほとんど例外なく、ダウン症のある子どもたちは個別教育プログラム（IEP）を作ってもらうことができます。そして毎年、その年の学習目標について意見が一致するよう、親は、先生や学校にいるその他の専門家と話し合わなければなりません。あなたも両親が「IEPミーティング」に行く、と言っているのを聞いたことがあるかもしれませんね。これは、あなたのダウン症のあるきょうだいの教育上のニーズに翌年も対応してもらえることを、両親が確認する機会なのです。

このように、障害者教育法は、障害のある人たちのための教育を法律上認められた権利にしました。でも、障害のある人たちの能力を最大限に生かすには、現在の法律ではまだまだ十分ではないと考える支援者はたくさんいます。アメリカ国内の2つのダウン症組織—全米ダウン症会議（NDSC）、全米ダウン症協会（NDSS）—が、障害者教育法の改善のために積極的に活動していますので、もし、このことについて興味をもってもっと知りたい、活動に参加したいと思うなら、第9章の「活用したい国や地域の資源」を参照してください。

ダウン症のある兄は高校を卒業できますか？

単純には「できます」と答えられるのですが、正確にいうと少しややこしいのです。卒業式は、高校生活でのすべての努力をたたえる機会です。ほとんどの人たちが、はなやかさとものものしさ、ぼうしとガウンの式服を着用するなどの伝統行事をおおいに楽しみます。たぶん、お兄さんにとっても卒業式は大きな出来事のはずです。

> 全国のそれぞれの教育委員会には、卒業式への参加条件について独自の取り決めがあります。

前項で説明した障害者教育法では、21歳になるまで無料で公的な教育が保障されています。現在、ほとんどの人が18歳で高校を卒業しますが、もし、あなたのダウン症のあるきょうだいが同級生といっしょに18歳で高校を卒業して卒業証明書を受け取ったら、その日で無料の教育を受ける資格を失ってしまいます。障害者教育法によると、障害のある人たちは、21歳までか、あるいは高校を卒業するときまでの、どちらか早いほうまでしか無料で教育を受けることができないからです。だから、もし同級生といっしょに18歳で卒業したら、無料の教育を受ける権利をその時点で手ばなすことになります。

もう一つ考えないといけないのは、卒業するとき、あなたのきょうだいが

どんな種類の証明書を受け取るのか、ということです。7種類もの証明書を出す州があることを知っていましたか？　もし高校の卒業証明書をもらわないことになった場合でも、「履修証明書」あるいは「出席証明書」がもらえる場合があります。

　では、そのちがいは何でしょう？　卒業証明書は、高校を卒業するときに受け取れる最高の証明書です。多くの大学ではこの卒業証明書がないと入れません。一方、「履修証明書」は、いくつかの科目は合格したけれど、卒業証明書をもらうために必要な科目すべては合格できなかった、ということをあらわしています。ダウン症のある人たちの場合、多くは個別教育プログラム（IEP）の目標には達したけれど、学校の卒業に必要な条件を満たすことはできなかった、というときに履修証明書を受け取ることになります。アメリカ国内のそれぞれの州には、それぞれ独自の高校卒業要件があります。そして現在、多くの州では、共通のテストに合格しなければ卒業証明書を手にすることができません。

　もし、18歳、19歳、20歳で、卒業証明書ではなく、履修証明書あるいは出席証明書を受け取るのであれば、あなたのきょうだいには、引き続き障害者教育法で定められた無料の教育サービスを受ける資格があります。つまり、21歳までずっと、高校で授業を受けたり、その他の教育サービスに参加し続けたりすることができるのです。ダウン症のある生徒の中には、18歳で証明書を受け取ってから21歳までは、普通の学校で学ぶような教科の授業を受けるのをやめて、生活していくうえで必要な課題や職業の訓練に取り組む人がいます。

　さて、あなたのきょうだいが卒業式に参加することができるのかどうか、気になるところですね。アメリカ全土の各学校区には、高校の卒業式の参加条件について独自の取り決めがあります。卒業証明書をもらえた生徒だけがステージに上がることができる学校、それ以外の各証明書を受け取った学生も参加できる学校など、さまざまです。両親はみんな、ダウン症のあるわが子にも、高校生活4年間（訳注；アメリカのほとんどの高校は4年制です）の最後に卒業式に参加してほしいと願っています。そうすれば、年月を共に

過ごした他の生徒たちと共にそこに並ぶことができるのです。あなたのきょうだいが高校4年生に近づいたら、通っている学校にどんな条件があるのか両親と話し合ってみましょう。

わたしの姉は大学に行けますか？*4

　ダウン症があっても、大学に進学できますし、実際に通学している人はいます。でも、大学への進学が、お姉さんにとって最適な選択なのかどうか、疑問の残るところです。高校卒業後、ダウン症のある人たちのほとんどは地域で就職先を探します。また、高校を卒業した人を対象とした地域のコミュニティセンターの料理教室や、図書館で行われるコンピュータ教室などに参加して、引き続き卒後教育を受け続ける人もいます。そうした人たちとは別に、正規の高等教育を求めて大学への進学を選択する人がいるわけです。

　あなたのきょうだいにとってどの進路がベストかを決める前に、両親、本人、そして高校の先生たちの間で、いろいろな選択肢について話し合うのが理想です。そのとき、あなたのきょうだいが才能を最大限に生かせるのがどこなのかを考えるとともに、必ず本人の希望を確認すべきです！　そしてもし、大学に行くことがきょうだいのためになると両親が考えたなら、家族は次のことについて検討する必要があるでしょう。

入学の条件は何ですか？

　入学に際し、高校の卒業証明書の提出を求める大学があります。もし、あなたのきょうだいがそのような条件のある大学の課程に興味をもった場合、両親は、卒業証明書を受け取るための条件をすべて満たすために高校と協力して取り組まなければなりません。一方、卒業証明書ではなく、単に、履修証明書かそれと同等の証明書でよい、という大学も

*4　**大学への進学**：日本には、知的に障害のある人のための特別な大学や学部、学科はまだありませんが、知的障害のある人にも学ぶ機会を提供しようと、年間10日間ほどの「オープンカレッジ」をひらいている大学はいくつかあります（2015年3月現在）。

あります。

どんなプログラムに参加することができますか？

　障害のある学生が入学可能な大学や、その他の卒後教育のプログラムのリストは、ThinkCollege.net（http://thinkcollege.net）という、アメリカ合衆国教育省が管理しているウェブサイトにのっています。このサイトをみれば、障害のある学生のための特別なプログラムがたくさんあることがわかります。これらのプログラムの多くは、大学の従来の学位の取得にはつながりません。代わりに自立生活のスキルや職業訓練に力を入れています。

どんなサポートが受けられますか？

　充実した在学生活に必要な対応やサポートを確実に提供してもらうため、両親ときょうだいは大学に積極的にはたらきかける必要があるでしょう。先ほどの質問でお答えしたように、障害者教育法は、21歳を過ぎた学生、あるいは、高校の卒業証明書を受け取った学生には適用されません。でも、別の法律であるアメリカ障害者法が、大学やその他の高校卒業後の教育機関は、例えば車いすを使っている学生のためにスロープを用意するなど、障害のある学生が必要としている*物理的な*バリアをのぞく対策はすべて行わなければならないと規定しています。大学には、お金のかかる教育上の特別な配慮の義務は課せられていませんが、多くの学校がそういう面でも配慮をしてくれるようです。

　また、リハビリテーション法（特にセクション504）という別の法律には、政府から補助金を得ている大学は、お金をかけず、また学習内容を変えることなく、障害者に配慮するようにと書いてあります。その特別な配慮には、テストや課題の際に時間を延長したり、本の内容が電子音声で聞けるオーディオブックの使用を認めたり、講義の書き起こし資料を提供したり、一番前の席に座ることができるよう配慮したりすることなどがふくまれます。あなたのきょうだいが必要としているサポートのすべてをこころよく提供してもらえるよう、入学前に大学に約束してもらう必要があるでしょう。

兄は、年をとるにつれて学ぶことをすっかりやめてしまうのでしょうか？

いいえ。あなたと同じようにダウン症のあるお兄さんも、日々、新しいこと、わくわくするようなことを学び続けます。学校を卒業してしまってからも、仕事で新しい技術を学んだり、家族や友だちからちょっとした情報や知識を教えてもらったりして学んでいくのです。

> ダウン症のあるきょうだいも、日々、新しいこと、わくわくするようなことを学び続けます。

そういう意味でも、おとなになったダウン症のある人もたくさんの活動に参加できるし、参加すべきだと思います。学ぶことに終わりはないのですから！

ダウン症のある人たちは友だちを作ることができますか？弟がもっとたくさんの友だちを作るためにどうやって手助けしてあげたらいいですか？

できます。あなたと同じように、ダウン症のある人たちも友だちを作ることができるし、実際に作っています。私たちはみんな友だちを作ることが好きだし、友情をはぐくむことは人としてのあかしでもあるのです！　学校の給食の時間に、仲間と週末のサッカーの試合について話をするのは楽しいでしょう？　あるいは放課後、大好きなテレビ番組の内容について友だちとおしゃべりするでしょう？　週末には、友だちとショッピングモールに行ったり、いっしょにスポーツを楽しんだりしているのではないでしょうか。友だちといっしょだと、ケラケラ笑ったり、にっこり笑顔になったり、くつろいだりできます。また友だちは、

> 自分のダウン症のあるきょうだいには友だちがちゃんといるんだろうか、そんなふうに心配している人はたくさんいます。

自分は一人ぼっちじゃないという安心感を与えてくれるし、トラブルがあったときには相談できるたよりになる存在でもあります。ダウン症のある人たちも、友だちに同じことを求めているのです。

でも、ダウン症のある人の中には、とても社交的で積極的な人がいる一方、はずかしがり屋で自分から話しかけるのが苦手な人もいます。社交的な人たちにとっては友だちを作るのは簡単ですが、そうでない人たちにとってはとてもむずかしいことです。

私たちのほとんどは、小さいころ、両親に手伝ってもらいながら近所で友だちを作り始めます。学校に行き始めてからは、クラスメイトの中から、そして週末のスポーツやその他の活動を通じてもっとたくさんの友だちを作るようになります。ダウン症のある人たちも同じです。ただし、おしゃべりや人と付き合う力が未熟で友だちを作るのがむずかしい場合は、どうやって友だちを作るのか、クラスの他の子どもたちとどうやって会話をするのかを、先生にていねいに教えてもらったりします。人とうまく付き合って社会生活を送るための技術を学ぶことは、読むことを学ぶことと同じように大切なことなのです！

ところで、自分のダウン症のあるきょうだいには友だちがちゃんといるんだろうか、そんなふうに心配している人はたくさんいます。放課後、自分には友だちから電話がかかってくるのに、きょうだいにはだれからも電話がかかってこないこと、パーティの招待状が届かないこと、週末に友だちと出かける機会がないことなどが気にかかっているのでしょう。もしあなたも同じような心配をかかえているなら、この状況を理解するためのヒントをいくつかご紹介しましょう。

■ まず、友だち関係には質が大切だということを覚えておいてください。きょうだいには、たくさんの友だちがいることよりも、大切な友だちが数人いることのほうが大事なのかもしれません。親友って、そんなにたくさんはできないものでしょう！　いっしょにいると楽しいと心から思える人が一生のうち数人でも見つかって、その人たちと過ごす機会が十

分にもてること、それがあなたのきょうだいが望み、必要としているすべてなのかもしれません。

■ あなたのきょうだいの友だちには、みんな障害があるかもしれません。これは、障害のある人だけの学級で教育を受けている人たちによくあることです。また週末も、障害のある人たちだけのスポーツチームに参加しているのかもしれませんね。結果として、友だちを作るチャンスが障害のある人とばかりということになります。同じように、あなたの友だちも、ほとんどがクラスメイトやチームメンバーではないでしょうか。本人が友だち関係に満足している限り、友だちがみんな障害のある人ばかりでも問題ではありません。

■ もし、あなたのきょうだいがもっと友だちをほしがっているかどうか、また、必要としているかどうかが気になるのなら、きょうだいと話し合ってみましょう。だれのことを友だちだと思っているのか、さびしいと思ったことはあるか、もう少し友だちがほしいと思っているか、そんなことを聞いてみてください。きょうだいのために力になりたいと考えてざっくばらんに話をしたら、きょうだいにとって友だち関係がどれくらい大変なのか、そうでもないのか、そんなことがわかるはずです。両親も答えをみつける助けになってくれるでしょう。そして話し合った結果、きょうだいがまったくなやんでいないことがわかり、びっくりさせられるかもしれませんよ。

■ もしあなたのきょうだいが、さびしい、もっと友だちがほしいと言ったら、仲良くなりたいと思っている人が具体的に思いうかぶのかどうか聞いてみましょう。そしてあなたがどうやって新しい友だちを作っているのか、きょうだいにもできそうなアイデアを教えてあげましょう。ただし、あなたのきょうだいは人に話しかけるのが苦手なときもあるということを忘れないでください。そして、知り合ったばかりの人と何を話したらいいか、両親といっしょに考えてあげるといいと思います。不慣れな場面でも落ち着いて行動できるように、台本を作って役割練習（ロールプレイ）をしてみる家族もいます。

■ 次に、両親と話し合ってみましょう。きょうだいがさびしいと思っていること、そして、きょうだいにとっては友だちを作るのがむずかしいときもある、ということなど、あなたが気になっていることをわかってもらうのです。そうすれば、きょうだいが友だち関係を深めるためにできることを、家族であれこれ考えることができるのではないでしょうか。例えば、あなたときょうだいの友だちを一人ずつ家に招待してみてはどうでしょう。そうすれば、あなたたち4人で自転車に乗ったり、バスケットボールをしたりしていっしょに遊べますね。学校でもランチの時間にきょうだいに声をかけ、あなたの友だちといっしょにお昼を食べたりすることもできるでしょう。でももし、それはちょっとはずかしいなぁと思うなら、第5章を読んでみてください。

■ 友だちを作り、友情をはぐくもうとしたときに大きなかべになるのが、会うための交通手段や距離の問題です。電話でおしゃべりができればいいのですが、発話に問題があったり、電話では緊張してうまく話せなかったりするようだと、友だち関係はそれ以上発展しません。もしあなたが運転できて、まだきょうだいといっしょに、あるいは近くに住んでいるなら、きょうだいを友だちの家に送っていき、あとでむかえにいってあげることもできるでしょう。両親が仕事や家事でいそがしいときには、そうしてあげると本当に助かると思います。

■ あなたのきょうだいには、友だちといっしょに遊ぶ習慣がないかもしれません。そして、家でテレビを見たり、インターネットを楽しんだり、音楽をきいたり——そうやって好きなことをして過ごしているときが、それなりに幸せなのかもしれません。もっと言えば、いつも一人で決まった日課をこなすのが好きで、用があって出かけるのもいやがるかもしれませんね。いったいどうすればいいのでしょう？　そういう場合は、障害のある、なしにかかわらずだれでも参加できる、子どものための活動（アートクラス、劇団、スポーツなど）をくわしく調べてみましょう。そこに行けば、同じ年齢の子どもたちと仲よく交流する機会がいくらかもてると思います。

- もし、学校に一人も友だちがいないようなら、放課後、障害のない人たちが障害のある人たちと交流する「ベスト・バディーズ（Best Buddies）」のようなプログラムへの参加を、両親に提案してみてはどうでしょう。このようなプログラムや、学校できょうだいをサポートするための方法についてもっと知りたければ、第7章をみてください。
- 最後に、友だち関係を築くのはだれにとってもむずかしいときがある、ということを覚えておいてください。そうです。友だちといっしょなら、ケラケラ笑ったり、にっこり笑顔になったり、くつろいだりできますが、同時に、イライラしたり、泣いたり、なやんだりもします。友だちとの関係が深まるにつれ、あなたのきょうだいも同じ感情を経験することになるでしょう。あなたの経験を話してあげれば、きょうだいも自分の対処法を考えるのに大いに役立つ場合があります。

まとめ

➡ 知的障害があるからといって、学ぶことができないということはありません。学べないのではなく、ただ同じ年齢の人に比べて学ぶのがゆっくりで、理解して次に進めるようになるまでにみんなよりたくさんくり返し学習することが必要だ、というだけのことなのです。

➡ 多くの親は、ダウン症のある子どもたちが話し言葉を使えるようになる前に、ジェスチャーで意思を伝える方法を教えます。

➡ ダウン症のある子どもたちへの教育に、ただ一つの「正しい方法」があるわけではありません。選択肢には、インクルージョン環境の「普通学級」に入ること、特別支援学級や特別支援学校に入ること、ホームスクールで勉強すること、あるいは、これらを組み合わせた環境で教育を受けること、などがあります。

➡ ダウン症のあるきょうだいは、日々、わくわくするような新しいことを学び続けるでしょう。

➡ アメリカ全土の各教育委員会には、高校の卒業要件について独自の取り決めがあります。高校の卒業証明書を受け取り、高校卒業後に大学などに進学するダウン症のある人の数も増えつつあります。

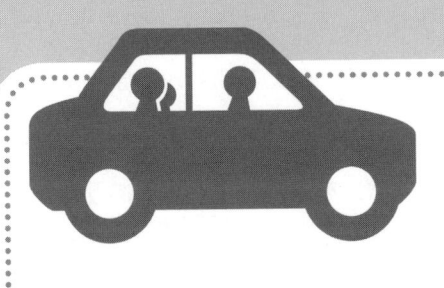

3

後ろの座席にひかえている人たち
家族問題への対応

家族の形は、人数も、どんな人がいるかもそれぞれちがいます。子どもは、あなたとダウン症のあるきょうだいの二人だけかもしれませんし、他にきょうだいがいる場合もあります。また、親も一人だったり、お母さん、お父さん、保護者、血のつながりのないお父さんやお母さんが何人かいる場合もあったりします。家族の形や大きさがどうであれ、ダウン症のあるきょうだいがいることで、何かちがいがあるのでしょうか？

もしかしたら、ダウン症のあるお姉さんがいても、あなたのほうがお姉さんのように思えるかもしれません。あなたが一番上のきょうだいだったら、自分が第三の親のように感じているかもしれません。また、他の子どもと同じように弟さんに接しようとしていても、だれにたのまれたわけでもないのについついバスケットボールでパスをよけいに回してあげたり、学校でめんどうをみてあげたりしてしまうのです。あるいは、あなた自身はダウン症のあるお姉さんに対等に接しているつもりなのに、両親がお姉さんにあますぎると思う場合もあるかもしれません。

このようにダウン症のあるきょうだいがいる場合、家族関係はあきらかに異なってきます。あなたなら、家庭内でのルールや責任のちがいにどう対応しますか？　この章ではこういった問題について考え、あなたにぴったりの答えが見つかるようお手伝いします。

わたし用のルールとダウン症のある妹用のルール。うちには2通りのルールがあるみたい。どうしてなの？

家のお手伝いをするとき、こんなことはありませんか？

- 「わたしは自分で部屋をそうじするのに、お兄ちゃんはベッドを整えるだけ。わたしより5歳も上なのに！」
- 「ぼくは一晩おきに食後の片づけをし食器を食器洗い機に入れないといけません。それ以外の日は妹がすることになっているのに、いつもなんだかんだと言い訳してやらないし、両親もそれでよしとしているんです」

これらは、全国のみなさんのようなきょうだいたちから寄せられた家庭内ルールに対する不満の声の一部です。おそらくあなたも、家庭内の不公平さについて同じような不満をもっているのではないでしょうか。あなたのきょうだいの能力が自分とはちがっていて、いつも自分と同じように仕事をすることは期待できないことがわかっていながらも、やっぱり不公平に思えることがあるのです。あなただけではなく多くの人が、ダウン症のあるきょうだいが何をするにつけ許されてしまうことに不満をいだいています。

家庭内の責任

　子どもが2人以上いるほとんどの家庭では、障害のある子どもがいてもいなくても、弟や妹は家の仕事からより多くのがれられ、兄、姉はより多くの仕事を引き受けることを求められます。その代わりに年上のきょうだいは、通常、自分でなんでも決められるし、時間が思い通りに使えるといった特権も多くもらえるのです。すると今度は逆に、弟や妹、あるいは障害のあるきょうだいがこの特権を不公平だと感じるかもしれません。親はきょうだいが公平になるようにと一生けんめいに考えてはいるものの、それでもそれぞれの年齢に応じた仕事を割りふることがよくあるのです。だからあなたに与えられた仕事も、ダウン症のあるきょうだいがいるからということの他に、あなたの年齢が大いに関係しているのかもしれません。

　でも年齢だけでなく、それぞれの能力レベルに合わせているために、任せられる仕事がちがってくる場合もあります。あなたの両親も子どもたちそれぞれに同じようなお手伝いをさせようとはしているものの、ダウン症のあるきょうだいにはもっと簡単な仕事ならできそうだと思っているだけのことなのでしょう。例えば、月曜日はあなたがよごれた衣類を地下室に運び、洗たく機の中に入れる係だけれど、火曜日はダウン症のあるきょうだいが衣類を運ぶだけでよい、というように。あなたも大きくなるにつれ、この仕事のちがいが、たしかに対等とはいえないけれど公

> 両親というものは子どもの意見におどろくほど関心をもち、耳をかたむけてくれることが多いのです。

平なのかもしれないと思うようになり、納得できるようになるかもしれませんね。

　場合によっては、あなたのきょうだいは本当はできるのにできないふりをしていて、そのことに両親が毎回だまされていることにあなたは気づいているのかもしれません！　この不公平に思われる状況をなんとかする一番よい方法は、両親と話し合いをすることです。この話し合いは、すべてがうまくいっていて、家族みんながおおむねきげんのよい時間にしましょう。そして、どこが問題なのかを話して、この状況にあなたがどんな気持ちでいるのかを両親に伝えましょう。今後の解決策を話したっていいでしょう。親というものは子どもの意見におどろくほど関心をもち、耳をかたむけてくれることが多いのです。両親といっしょなら、もっと公平な家庭内のルールを作るよい方法を思いつくでしょう。

ルールと罰

　しつけのための家庭内ルールのことで、こんなことを口にしてしまうことはありませんか？

- 「妹とけんかするといつもわたしばかり怒られるの。けんかをしかけてきたのは妹のほうなのに！」
- 「わたしが妹から何か取り上げると、いつもすぐに返さなくちゃいけないのに、妹がわたしから何か取っても、親は『あら、ちょっと貸してあげなさいよ！』って言うの」
- 「ぼくが何か悪いことをして見つかると、罰を受けなければならない。でもお姉ちゃんは見つかっても、罰を受けなくていいなんて！」

どんなときにも、家庭内で、ある子が他のきょうだいよりも特別あつかいされているといったなんらかの不公平はよくあることです。あなたの家でも、ダウン症のあるきょうだいのほうがいつも罰や仕事をまぬがれていると思っているかもしれません。それでいて年が上か下かに関係なく、ダウン症のあるきょうだいが両親の関心を自分より集めていると感じていたりするのでしょう。

家のお手伝いのときと同じように、家の中や人前でのふるまいに対しても、両親はあなたたちにちがうことを期待し、その結果、罰を与えることがあるかもしれません。あなたも聞いたことがあると思いますが、親というのも大変なのです！　親は子どもが何か危険なことや不適切なことをしていると思うと、今後同じことをしないように対応を考える必要があります。そして、ありとあらゆるアメとムチを使い分けますが、その目的はただ一つ、子どもが同じ過ちをくり返さないようにすることなのです。

　しかし同じ過ちをくり返さないようにするには、人とはちがった対応が必要になる人たちもいるのです——あなたのダウン症のあるきょうだいのように。例えば夕食の席で、あなたが怒って口走った言葉を両親がよくない言葉だと判断したとしましょう。両親は罰として、あなたからテレビゲームを1週間取り上げました（ショック！）。一方、翌週の夕食でダウン症のあるきょうだいが同じきたない言葉を使ったとしましょう。今回両親は、罰として1日テレビ禁止です、と言いわたします。

　え、ちょっと待って。あなたの罰は1週間続くのに、ダウン症のあるきょうだいは1日ですむの？　この場合両親は、あなたにそのきたない言葉をやめさせるためには1週間のがまんが必要で、きょうだいにわからせるには1日テレビ禁止の罰だけで十分だと考えたのかもしれません。両親は、それぞれの発達のレベルに一番合った対応の仕方を選択したのでしょう。罰は、年齢や罰を理解する力に応じて与えることが重要だからです。どちらの罰も、最終的なねらい、つまり食卓にふさわしい言葉づかいを身につけさせるという目的は同じです。両親はきょうだいそれぞれに異なる対応が必要だと判断したにすぎないのでしょう。

　今度また、きょうだいがあなたよりも軽い罰ですまされたときには、その罰が自分のときと同じ目的かどうか考えてみてください（感情的になっているときはむずかしいでしょうから、1週間くらいたってから状況をふり返ってみることをおすすめします！）。それでもまだ罰が不公平だと感じるようであれば、両親とそのことについて話をしましょう。ぜひ、冷静かつ理性的に話してください。自分がしてはいけないことをしたのはわかっている、と

しっかり前置きしたうえで、それでもなぜきょうだいが罰をのがれているようにみえるのかが知りたいのだとうったえましょう。でも気をつけてください。きょうだいだって、いつか両親にあなたのことで同じような相談をすることになるかもしれないのですから！

わたしにはダウン症のある姉がいます。うちでは姉よりもわたしのほうが家の手伝いをたくさんするよう期待されています。これって不公平じゃないですか？

> 見方によっては、責任をもたされることで、思いがけないメリットを得たり、両親から絶大な信頼を得たりすることがあるのです。

ほとんどの家庭では、年上の子どもは年下の子どもより多くを求められます。しかし、年上の子どもにダウン症がある場合は、年下の子どもに求められる責任が通常よりも少しだけ増えるのです。もしあなたが年下なら、そのことをよく思わないかもしれませんね！

親はそれぞれの子どもに何が期待できるのかを判断します。一つ前の質問でもお話ししたように、親は、子どもたちの年齢や、子どもたちそれぞれにできると思うことに応じてそのような判断をします。ダウン症のある子どもたちの中には学習や行動面で多くの困難をかかえている子どももいれば、同じ年齢の他の子どもと変わらないほど能力のある子どもたちもいます。

親は子どもを公平にあつかおうとしてはいますが、一人ひとりのニーズや能力も考える必要があります。両親が年下のきょうだいであるあなたに多くを期待するのは、あなたには能力があって信頼できるとわかっているからなのです。そうは思えないかもしれませんが、これは実はほめているんですよ！

ダウン症のあるお姉さんがいることで、あなたは何かのがしたものがあるように感じるかもしれません。あなたには、友だちのお姉さんのように世話をしてくれたり、いろいろ教えてくれたりするようなお姉さんがいないから

です。そしてあなたは末っ子の役得として特別に親の関心を集めることもなく、そればかりか、本来はお姉さんがもつはずの責任まで求められるのですから！

　現状に不満を感じるときは、ぜひこのことを覚えておいてください。お姉さんはこれから成長するにしたがって、もっとたくさんの能力を身につけ、今よりもできることが増えていきます。おそらく両親はこの変化に気がつき、お姉さんにより多くの仕事を任せるようになるでしょう。もしそうならなかった場合には、あなたのほうからいつでも、今が変えるときだからと両親に言ってあげましょう！

　もう一つ、両親が家庭内の仕事をより公平に割りふる方法は、ダウン症のあるお姉さんとあなたとでいっしょにやらせることです。いっしょに仕事をすることで、自分だけが何もかもやらされているという気持ちがなくなるかもしれません！　あなたからお姉さんに家の仕事のやり方を教えてもいいでしょう。そうすればいつか、かのじょも自分一人でできるようになるでしょう。

　見方によっては、責任をもたされることで、思いがけないメリットを得たり、両親から絶大な信頼を得たりすることがあるのです。両親はきっとあなたのことを、そして家族を助けるためにしたすばらしい行動の数々をほこらしく思っているでしょう。それでもあなたが本当に不公平だと感じたり、ダウン症のあるお姉さんに対する両親の期待があまりに低いと感じた場合は、一つ前の質問のアドバイスに従って行動してみてください。両親と腹を割って話し合う時間を設け、解決していきましょう。

お兄ちゃんは、ぼくのほうがすらすら本を読むとしょげてしまいます。どうすればいいでしょうか？

　多くのきょうだいがそうであるように、あなたもお兄さんの気持ちを気にかけているのですね！　気づいていると思いますが、お兄さんは自分のほうが年上であることをとても意識していて、ほとんどのことがあなたよりうま

くできなければいけないと考えています。とはいえ、あなたにしてみたら、お兄さんよりうまく読めるのはどうすることもできません。

そこで、お兄さんを気落ちさせない方法としては、お兄さんが上手にできることすべてに目を向けてもらうようにするのがいいでしょう。自分が成しとげたことに目を向ければ、あなたが上手に読めたことでしずんでいた気持ちが晴れてくるかもしれません。また、あなたの苦手なことの話をして、どんな人でも得意なことと不得意なことがあるということを言ってあげてもいいでしょう。

でも本をわざとゆっくり読んだり、読むのがむずかしいというふりはしないでくださいね。お兄さんと同じように、あなたにも特別な才能があるのですから、自分の最高の力を発揮できるよう全力で取り組んでください。

ダウン症のあるきょうだいよりも上手にできてしまうときに、どう対処したらいいかというくわしいアドバイスは第6章も参考にしてください。

・・・・・・・・・・・・・・・・・・・・・・・・・・・・・・・・・・・・

両親の外出中、兄にやるべきことを伝えようとしても、ぼくの言うことを聞いてくれません。ぼくのほうが年下ですが、ぼくが兄の面倒をみなければならないのです。いったいどうしたらいいのでしょうか？

・・・・・・・・・・・・・・・・・・・・・・・・・・・・・・・・・・・・

> お兄さんは自分にダウン症があるからといって、あなたよりも能力がおとっているとは思っていません。

あなたはお兄さんより年下なわけですから、お兄さんは自分のほうが面倒をみる側だと思っているのです。これはもっともな考えですが、もちろん、お兄さんにダウン症があることをぬきにすればの話です。お兄さんにしてみれば、あなたのほうが自分の言うことを聞いてくれないと思って、とてもイライラしているのではないでしょうか。これではきっと二人して、相手が自分の言うことを聞いてくれないと両親に文句を言うことになってしまいます！

さあ、この困った状況をどうしたらいいのでしょう？　あなたも両親も、

おそらくお兄さんよりあなたのほうが留守番できるとわかっています。しかしここでは、お兄さんからはどうみえているのかを理解することが重要なのです。お兄さんは自分にダウン症があるからといって、あなたよりも能力がおとっているとは思っていません。それどころか、なんでもうまく（ひょっとしたら、あなたよりもうまく）対処できると心から信じているかもしれません。そして、それはある程度当たっているかもしれないのです！　ダウン症のある人の中には、自宅や公共の場で安全に過ごすルールを身につけている人もいますし、10代でも短時間なら一人で留守番ができ、必要なことをほぼ自分でできる人もいます。かれらは少し教えてもらえば、下のきょうだいの面倒をみることだってできるのです。

　これは、とてもあつかいがむずかしい状況です。というのも、あなたはお兄さんの自尊心はきずつけたくないし、それでいてできるだけ安全に留守番をしようとしているからです。一番よい解決方法をみつけるには、両親とじっくり話し合う時間をもち、次のことを考えてみるといいでしょう。

■　お兄さんが実際に一人でできることは何ですか？　夕食を作ったり、シャワーを浴びるタイミングを自分で決めたりすることができますか？　自分が見たいテレビ番組を選んだり、手伝ってもらわなくても寝る支度ができますか？　お兄さんに何ができるのかがわかれば、あなたのほうからあれこれ口を出さずにできることをお兄さんに任せることができます。ささいなことについては「はなれて見守り」、一歩まちがうと大変になりそうなことだけに手を出せばいいのです。

■　両親が留守にするときに、お兄さんのことであなたに望んでいることは何でしょうか？　お風呂の水を出しっぱなしにしないようにみておくこと？　お兄さんのために軽食を作ってあげ、キャンディには手を出さないように気をつけること？　何を求められているのかがはっきりすれば、そんなに重要でないことには気を張っていなくてもよくなります。

■　あなたに期待されていることがわかったら、次に両親と話し合って、どうしたら「えらそうにあれこれ指図している」と思われずにお兄さんを助けることができるか、その方法を考えましょう。あなたの指示に従

う気にさせる、うまい方法を思いつくかもしれません。競争で寝る支度をしたり、体によいおやつをいっしょに作ってお兄さんをキャンディから遠ざけたり。すばらしいアイデアがひらめいて自分でもおどろくことでしょう。あるいは、「正の強化*5」や「物でつる」と思えるような方法も使えるでしょう。もしお兄さんが寝る支度を時間どおりにできたらポップコーンを作ってあげたり、一晩あなたの言うことを聞いてくれたら、朝食のときにお兄さんをレストランに連れていってあげたりするのです（両親がおごってくれるでしょう！）。こうしたやり方は、協力してくれたことに対するごほうびだと考えましょう。

■ 両親はお兄さんに、あなたの面倒を任せたと思わせたいかもしれません。あなたがそれに合わせて部分的にでもお兄さんの指示に従えば、お兄さんは実際に仕切っているのは自分だと思うでしょう。あるいは、両親はあなたとお兄さんの2人に協力して留守番をしてくれるようたのんでいくかもしれません。その際、お兄さんにとってもあなたにとっても公平にみえるように、やっておいてほしいことを割りふるかもしれません。もう一つのアイデアとして、両親は、あなたにもお兄さんにも、自分のことは自分でするようにと言うかもしれません。そうすれば、きょうだいがおたがいにうるさく構わずにすむからです！

■ ルールを忘れないように、留守中にあなたとお兄さんが共通してやってはいけないことを両親がリストにして書き出すのもいいでしょう。例えば「見知らぬ人にドアを開けてはいけない」とか、「親が家にいないときはうら庭のプールで遊ばないこと」などです。もしお兄さんが字が読めないなら、イラストをつけてわかるようにしておきます。それから、2人がしっかり見える場所にはり出します！　そうすればあなたが「仕切る」とお兄さんがいやがったときにはいつでもリストを見せ、ルールは両親が決めたのだと思い出させることができるのです。

■ また、ルールが破られたり、お兄

*5　正の強化：よい行動に注目して、ほめるなどのプラスの反応を返すことで、そのよい行動が定着するようにすること。

さんが自分自身や他のだれかをきずつけるなど、事態が手に負えなくなったりしたらどうしたらいいのか、両親にわかるようにしてもらうといいでしょう。親は外出中に子どもたちのちょっとした言い争いやトラブルで呼び出されたくはないものですが、どうしても親の助けが必要なときというのはあるものです。ですから両親には、どんなときなら助けを求めてよくて、どんなときは自分たちだけでなんとかするのか、事前にリストを作っておいてもらうようにしましょう！

あなたたちが両親といっしょに考えた計画がどんなものであっても、計画どおりうまくいくようにしっかり準備してください。一度うまくいったなら、次もその計画は成功することでしょう。

ダウン症のある妹には、他の子と同じように接するべきでしょうか？　それとも、ダウン症があるのだからもっと手加減したほうがいいのでしょうか？

妹さんにはダウン症があるため、同年齢の子どもとは異なる点がいくつかあります。指示に従ったり、複雑な会話を理解することがむずかしかったりするかもしれません。ですから、実際の年齢よりも少しだけ小さい子どもだと考えてあげるといいでしょう。妹さんの能力がどれくらいなのかは、実年齢（生まれた日から数える実際の年齢）ではなく発達年齢（現在の学習能力や理解能力に当たる年齢）で判断してください。

> 妹さんの能力がどれくらいなのかは、実年齢ではなく発達年齢で判断してください。

他のきょうだいや同年齢の友だちとはちがって、ダウン症のあるきょうだいにはやるべきことやルールをくり返し言ってあげる必要があります。何かを覚えるときは、うまくできるようになるまでに何回もやり方をみせる必要があるかもしれません。何事も理解するには時間がかかるでしょう。それでも、あなたのきょうだいが発達年齢にふさわしくルールに従い、常識あるふるまいをし、家庭内の仕事も任せられるようになることを、あなたも両親

も期待できるはずです。

　では、どのようにしたらあなたのきょうだいの発達年齢がわかるでしょうか。それには、両親が協力してくれるでしょう。きょうだいがどれくらい理解しているのか、ルールを身につけるにはどのようなサポートをしたらいいのかを、両親と話し合うのです。あなたのきょうだいはまちがいなく、人とちがっている部分よりも、他の人と同じ部分のほうが多いのです。ですから、実際の年齢よりもちょっとだけ幼い人たちにするように接すると、うまくいくことが多いのです。

きみにはダウン症があるんだよと、弟に教えたほうがいいのでしょうか？

> 「ダウン症候群」という言葉を知る前から、きょうだいは自分と同じダウン症のある人に気づくかもしれません。

　ダウン症のある人はたしかに、自分にダウン症があることを教えてもらう必要があります。でも、いつ、どのように本人に伝えるかは、あなたではなく両親が決めるべきでしょう。弟さんの年齢によっては、すでに自分にダウン症があることを知っているか、少なくともある程度、人とはちがうことに気づいているかもしれません。学校では、障害のない友だちのほうが自分よりもいろいろなことができることもわかっているでしょう。そして、自分は学校の課題を終わらせるために人よりも努力しなければいけないことに、ややもどかしい思いをいだいているかもしれません。

　興味深いことに、もしかしたら弟さんは「ダウン症候群」という言葉を知る前から自分と同じダウン症のある人を見分け、「あの男の子は、ぼくみたいだね！」などと言うことがあったかもしれません。そして、障害のない人たちといるよりも、ダウン症のある人といっしょにいるほうが居心地がいいようにみえる場合もあるでしょう。もし選べと言われたら、弟さんは、ダウン症のある人たちと付き合うほうを選ぶかもしれませんね。

家族が弟さんに「ダウン症候群」という言葉は使ったことがなくても、少なくとも学習に特別な支援が必要なのだということくらいは説明したことがあるでしょう。すると、弟さんは自分が人とは学び方がいくらかちがうことをかなりわかっている可能性がありますが、そのちがいが必ずしも悪いこととは思っていないかもしれません。一方、あなたは、困難なことが多いことを知った弟が努力をやめてしまうのではないかと心配になってしまうでしょうが、たいていダウン症のある人は意志がかたく、自分のじゃまをするものはないと考えるものです。

　そして、両親が本人にダウン症があることを伝えても、それは能力がないと言っているわけではないことも忘れないでください。ただ弟さんが目標を達成するためには、人より一生けんめいがんばらないといけないことを教えているだけなのです。

　なぜダウン症があることを本人が知っておいたほうがいいかというと、いくつか理由があります。

- ダウン症のあるきょうだいは、おそらくもう「ダウン症」という言葉を耳にしています。でも、その言葉の意味は正確にはわかっていません。
- 自分が学習に苦労するのにはわけがあることを知れば、本人も気が楽になるでしょう。また、車の免許をとるといった大きな目標が達成できないのは、自分にダウン症があるからなのだと納得することもできます。青年期になると、ダウン症があることでうまくいかないと感じる人が多くなりますが、それでも、ダウン症があると知ることで自分たちが苦労するわけが納得できるのです。
- 自分と同じくダウン症のある仲間たちに目を向けさせてあげるのもいいことです。自分がとてもかっこいい人たちの大きなグループの一員であると思えばうれしくなることでしょう！
- あなたのきょうだいはダウン症の人たち向けの集まりに行ったり、*自己決定*（セルフ・アドボケイト：障害者本人が自分の主張を語ることで、将来設計を可能にすること）を学んだりするのが気に

いるかもしれません。あなたのきょうだいは、学び方にちがいがあってもなお、多くのことができるのです。

ではもしあなたの弟さんが、自分にダウン症があるのが「いやだ」と言ったら？　そのとき、あなたはなんと言うべきでしょうか。

> ダウン症のあるきょうだいだって夢を実現するために努力することができるのです。ただしそのためには、人とちょっとちがった方法で取り組む必要があるかもしれません。

ダウン症のある人がそのような気持ちを口にするときはたいてい、心に何かかかえていて、それが問題を引き起こしているのです。その中には、簡単に解決できる問題もあります。例えば、弟さんは学校のダンスパーティーに参加したいのに、いっしょに行ってくれる人がいないのかもしれません。その場合、あなたや両親は、弟さんがさそいやすくて「いいよ」と言ってくれそうな人を探す手伝いをするといいでしょう。ダンスパーティーに行くことができれば、自分の障害のことはあまり気にならなくなるはずです。また、学校の野球チームの入団テストを受けたいのに、自分にはその力がないことがわかっているので受けられないのかもしれません。その場合、あなたや両親はちがう道、例えばチームのマネージャーになるか、スペシャルオリンピックスのチームに申し込みをするといったことに目を向けさせてあげましょう。競技に参加する機会が与えられれば、もうダウン症であることを「いや」だとは思わないかもしれません。

　ダウン症のある人たちの中には、ダウン症があるために自分たちのチャンスが制限されていると気がついている人もいます。この気持ちを解決するのは、ダンスパーティーや野球の問題のように簡単ではありません。あなたがかれらのダウン症候群を取りのぞくことはできないのですから。この障害があるとつらいこともあるよね、ときょうだいの気持ちに寄りそってあげることはできるでしょう。でもそれだけでなく、あなたのきょうだいがダウン症のある他の仲間のことがどんなに大好きかという気持ちに気づかせてあげることもできます。また、きょうだいが上手にできることをすべて思い出

させてあげたり、あなたや両親がきょうだいのことをどんなにほこりに思っているかを伝えたりすることもできます。

　もちろん、現実的なメリットを教えてあげてもいいでしょう。他のみんなは雨の日も雪の日も、炎天下の中でも歩いて登校しなければなりませんが、ダウン症であればバスで登校することができるのです！　あなたのきょうだい（と家族）はディズニーワールドや他の遊園地で、列の先頭に並んでもいいと言われるかもしれません。また、みんなはお金を払わないといけないのに、きょうだいは寄付されたチケットで地元の野球の試合を無料で観戦できたりもするかもしれません。また、両親はダウン症のことを本人に説明するとき、ダウン症があっても自分の夢を実現できること、ただ人とはちがう方法で取り組む必要があるだけのことだと教えることができるのです。

　時がたてば、「ダウン症があるのはいやだ」と思っていた人もたいてい、障害があるとはどういうことかを受け入れ始め、学校や職業、対人関係で目指すべきゴールを自分に合うものに調整していきます。それでもまだあなたのきょうだいの不満が大きくて、あなたにもその気持ちの原因がわからないなら、そのときはぜひ両親とそのことを話し合ってみてください。

私の双子の妹にはダウン症があります。妹はいつも私に対抗心を燃やし、私がすることをそっくりそのままやりたがります。どうしたらいいでしょう！

　双子はただのきょうだいとはちがいます。双子はお母さんのおなかの中にいたときから生まれた後も、いっしょに過ごす時間がとても長くなります。特に、まだ体がとても小さいころは、同じベビーベッドで寝たりもします。両親は世話しやすいよう、双子の食事や睡眠のリズムを同じにするかもしれません。また、双子で着る服がコーディネイトされていることも多いし、会話でもまとめて「双子」などと呼ばれたりもします。双子は、かなりの時間をいっしょに過ごすため、たいていの場合、とても仲良しのまま成長していきます。

しかし、双子のどちらかにダウン症があると、事情は少々変わってきます。まず、ハイハイ、おしゃべり、歩行などのできるようになる時期が、双子の間でまったくちがってきます。そして、やがて、"双子"でも同じようには行動しなくなります。ダウン症のある子どもは双子のもう一方よりも年下にみられ始め、ダウン症のない子は年上のきょうだいのように手助けする側になり始めるのです。

もし、ダウン症のある子に自分が双子だという意識が強かったら、その子はおそらくあなたに追いつこうとするでしょう。ですから、あなたのすることを真似しようとしても不思議ではないのです！　このやっかいな状況に対応するには、たとえ双子であっても二人はちがう人間だとわかってもらうことです。だって、あなた方にはそれぞれちがう長所や短所があるのですから。前回の質問に出てきた弟さんの場合と同じく、妹さんが上手にできることを並べてあげましょう。あなたにとって苦手なものの話をしてもいいと思いますよ。その一方で、妹さんがうれしくなるような「双子ならでは」のことをしたっていいのです。例えば、二人がお気に入りの同じフレーバーのアイスクリームを食べるとか、同じヘアバンドをつけるとか、好きな映画をいっしょに観るとか。

二人は別々の人間なのだから、あなたには妹さんとはちがう友だちができたり、妹さんとは別の社会的な経験だってするでしょう。それは、あなたの双子の妹さんにダウン症がなかったとしても同じです。例えば、あなたがパーティーにさそわれたのに妹さんは呼ばれないなどです。逆に、あなたが参加できないイベントに妹さんが招かれることだってあるでしょう！　もしあなたのほうがさそわれることが多ければ、あなたは後ろめたさを感じ、妹さんは悲しい思いをするかもしれません。そう感じるのは自然なことですが、あなたが友だち関係を築いていく際のさまたげになってはいけません。

このような別々の経験の他にも、二人が同じイベントのおさそいを受けることもよくあるでしょう。あなたたちは"双子"としての経験をするチャンスがありながらも、それぞれの人生を歩むこともできるのです。

妹さんのほうがあなたより人付き合いの機会が少ないことに、あなたが申

しわけなく思っているなら、両親にその気持ちを伝えてみましょう。あなたの両親は、妹さんの興味がわかっているので、妹さんのためになにかしら地域の活動を探してくれるでしょう。また、妹さんの学校の友だちを何人か呼んで集まりを開くこともできます。あなたが気まずくならないようなら、時々、妹さんをあなたの友だちの仲間に入れてみることだってできるでしょう。このようなことをするときのヒントは、第5章をみてください。

　人生の中で、ダウン症のある双子がいることが少しばかりいやになるときがあるかもしれません。でも同じ髪の色、目の色をしているからといって、双子だと学習能力や興味まで同じというわけではありません。だからあらゆることが同じだ、などと気をもむ必要はないのです。あなたたちは双子であっても他のだれともちがう、別々の人間です。あなたはあなた*自身*を特別な存在にするよう、自分の興味ある方向へ進んでいくべきなのです。

私の家族では、きょうだいはダウン症のある弟とぼくの二人だけです。友だちにもダウン症のあるお兄ちゃんがいますが、かのじょには他に4人もきょうだいがいるんです！　小さい家族と大きな家族ではどのようにちがうのですか？

　家族の中にきょうだいがあなたたち二人だけだと、弟さんがつまらないときや、何かしたいと思うとき、目が向くのはあなただけになります。また弟さんが学校でいやなことがあったとき、文句を言ったり、どなったりできるのはあなたしかいないことになります。きょうだいが二人しかいないと、あなたは、少しだけ余分に手伝いをさせられていると思うかもしれません。なぜなら手を貸してとたのみたいとき、お母さんにはあと一人しか子どもがいないのですから。

　あなたの友だちのように大家族だと、選ぶことができます。もしその友だちのダウン症のあるお兄さんがたいくつで何かをしたいと思ってやってきても、その友だちは、お兄さんを他のきょうだいのところへ行くようにすることができます。そのお兄さんがだれかに文句を言いたいときには、言う相

手を選べます。そしてもしお母さんが、お兄さんを手伝ってあげてと言ってきても、他のきょうだいにたのむことだってできるのです。

　つまり、家族に子どもが二人しかいないと、ダウン症のあるきょうだいとの関わりに対するプレッシャーが強くなるのです。あなたの友だちのように、他のきょうだいに助けを求めるようなこともできないのです。きょうだいが一人しかいないことを重荷に感じるなら、両親に話してみてはどうでしょう。きょうだいが少ないことによる余分なストレスには両親も気づいているかもしれませんが、あなたがそう伝えることでもっとよくなる部分もあるでしょう。

　一方で、きょうだいが少ないといいこともあります。両親がダウン症のあるきょうだいのために多くの時間を使うことができ、そのぶんあなたは自由に友だちといっしょに過ごしたり、一人で何かをしたりでき、親からの口出しも受けなくてすむのです。世話をする子どもの人数が少ないわけですから、（あなたが望むなら）もっと親の関心をひくこともできます。それから、家族の状況にもよりますが、小さな家族だと「動きやすい」ということもあります。映画やビーチに連れて行くのだって、6人の子どもを連れて行くより、2人のほうが行きやすいでしょう。

　家族の形は、人数も、どんな人がいるかもそれぞれちがいます。もちろん、自分がどんな家族のもとに生まれてくるかを選べるわけではありませんが、家庭の大小に関係なく、その一員となることで、どの家庭にもある喜びや不満といった感情をすべて実感できるはずです。きょうだいの数のことで自分の生活にどんなちがいが出ているのか、あなたが気づいたことを両親に話してみましょう。両親のほうでもあなたに伝えたいと思っている考えがあるかもしれませんよ。

私は、いつも手伝うよう言われています。私自身の時間はどうなっちゃうのでしょう？

　子どもが2人以上いる家庭での暮らしには、なんらかの責任や期待されることがあります。きょうだいたちは、オモチャから子ども部屋まであらゆることでお母さんやお父さんの注目を分かち合うよう求められます。また、おたがいに助け合い、危険なときにはおたがいを守り、共に働き、片付けるように言われます。これはほんの一部です。そして、もちろん、きょうだいはおたがいにやさしくすることになっていますよね！

　助け合うことは家族全員それぞれに求められることです。あなたがきょうだいの中で一番年上ならばなおさらでしょう。しかし、期待され過ぎていると感じてしまうときもあるかもしれません。次の二つの場合をみてみましょう。

妹を手伝うようたのまれると、いつでも「うん」と言ってしまっていた

　この場合、両親はあなたがそれで納得していると思っていることが考えられます。いろいろな場面であなたが助けにきてくれるのを期待する習慣がついてしまっているのかもしれません。親というのは、時として、子どもに頼り過ぎていることにちゃんと気づけないものです！

　この問題を解決するには、あなたがそのことをとにかくはっきりと言わなければなりません。両親と話すのにちょうどいい時間をみつけましょう。それは、みんながきげんよく、妹さんがもう寝ているか、他のことをしているようなときです。私だって休みたいと言いましょう。そして、あなたがどういうときには手伝え、どういうときには手伝えないのか、わかりやすい例を挙げて話してみましょう。そうすればあなたの両親は、状況にかまわずあなたに手助けを期待するのではなく、あなたにまずたずねるようになるでしょう。あなたには自分

> 親というのは、時として、子どもに頼り過ぎているとちゃんと気づけないときがあるのです。

の時間を使う資格があります。少しは休みたいと思うのがいけないことだと思う必要などありません！

　場合によっては、妹さんの親友になることをあてにされることさえもあります。そうなると、あなたは、さらに罪の意識を感じてしまうかもしれません。どこまでならよくて、どこからがむずかしいのかを話しておけば、両親は、あなたに妹さんを任せられないときには早めに手を打つようになります。友だちと遊ぶ約束をしてあげたり、公園に行ったり、そして妹さんに夕食の手伝いをしてもらったりするなどです。両親の助けがあれば、あなたは妹さんといっしょに過ごすときと、いっしょでないときのバランスをうまくとることができるでしょう。そうなれば、あなたは妹さんといっしょの時間をもっと楽しく過ごせるでしょう。それはあなたにとっても妹さんにとっても結果的によいことではないでしょうか。

本当は妹のことを手伝いたくない。それより友だちといっしょにいたり、自分のことをしたりしたい

　この場合、あなたは妹さんにどれだけ関わっているか考えてみるといいかもしれません。次に、きょうだいを助けることは、どんな家族でも求められることだということを思い出してください。まず、紙を一枚用意して座ってみてください。そして真ん中に一本の線を引いてみましょう。線の左側には、あなたが妹さんのためにしてあげてもいいことを書き出してみましょう。右側には、あなたがしたくないことを書き出します。最低でも5つずつ書いてみましょう。そして、両親にそのリストをみせるのです。先ほどの話し合いと同じく、このことを切り出すのはだれもがきげんのいいときにしましょう。そして、両親がリストにのせたいことが他にないかなど、こまかく話し合います。そうすれば、あなたに手伝ってほしいときの手引きとして、あなたもあなたの両親もそのリストを活用することができるでしょう。

　このリストはその時々で変わるかもしれませんし、大きくなるにつれ、もうリストは必要なくなるかもしれません。気が向いたときに手伝うほうが気分がいいからです！

時には、妹といっしょにいてもいやだとは思わないことに気づくかもしれません。しかし、ついてない日だったり、山ほどの宿題で頭がいっぱいだったりすると、あなたは自分の時間がとにかくほしいと感じるでしょう。調子のよい日をお手伝いの日に当てれば、あなたが休みたいときに自分のことをしても両親も認めてくれるのではないでしょうか。

妹にダウン症があるぶん、私に完璧であってほしいと両親が望んでいる気がします。このことが私にとって負担です。なんとかしてください！

完璧になるなんて不可能です！ 両親を喜ばせようとよい成績をとろうとしたり、優秀なスポーツ選手になろうとしたり、いつも良いことをしようとしたりして努力を続けていたら、自分で自分にたくさんのストレスやプレッシャーをかけてしまうでしょう。調子の悪い日だってあるでしょうし、すばらしい成績じゃないこともあるでしょう。また、外野に飛んできたボールを取りそこなうことだってあるでしょう。それでいいのです。だってあなたはただの人間なのですから。でも、あなたが完璧になろうと一生けんめいになる理由をちょっと考えてみましょう。

めいわくをかけたくない

あなたが完璧になろうとしている理由が、ただでさえ両親はダウン症のあるきょうだいのことで心配事がたくさんあるんだから、ということだとしたら、次のことを覚えておくとよいでしょう。親というのは一度に2つ以上のことができます。子どもが2人でも3人でも4人でも、同じ日に子どもたち全員を気にかけることができるのです。例えば、ある日は、一人の子どもの宿題をみて、次の日にもう

> 完璧であることなんて無理！あなたには調子の悪い日だってあるでしょうし、良い成績ばかりじゃないこともあるでしょう。また、外野に飛んできたボールを取りそこなうことだってあるでしょう。それでいいのです。

一人の子どもを病院の検査に連れて行きます。この２つを同じ日にやってのけることだってできるのです！　実際のところ、両親はあなたに完璧であってほしいなどとは思っていません。その時々であなたにも両親と話す時間や手助けが必要なことはわかっています。親は子どもが一人で問題をかかえることなど望んでいません。時にはうわの空だったり、別のことで頭がいっぱいだったりして、今日はどうだったの、とあなたに聞き忘れることもあるかもしれません。でもそうでなければたいてい、親は聞く耳をもっています。

　もしもその週はいろいろと大変で、両親も他の問題に手いっぱいであなたに十分かまってあげられない場合は、両親からだれかあなたのことを考えてくれるおとなにお願いして助けてもらうことができます。両親のストレスが落ちついてきたら、あなたにその後調子はどうかと聞いてくるでしょう。

　両親は、あなたを育てるのにストレスがまったくないとは思っていませんから、あなたが時々ちょっとした問題を起こしたとしても受け入れてくれますよ。

妹の「うめ合わせ」をする必要があると思っている

　ダウン症のある妹さんの能力にはある程度限界があるかもしれませんが、一方で両親や家族に別の面でいいこともあります。何かを成しとげるというのは、単に通知表でいい成績をとったり、大学に入ったり、医者や弁護士になることだけではありません。第２章でもみてきたように、あなたの妹さんは他のだれにもない才能をもつ一人の大切な人間です。ですから、あなたの両親は、妹さんができるあらゆることにきっとほこりをもっているでしょう。妹さんが全力をつくしていることもわかっているのです。あなたが親の夢を妹さんの分までかなえなければならないなんて、親は思ってはならないのです。

　ダウン症のある息子や娘を愛するようになり、その障害についてもっとわかるようになるにつれ、親は自分たちの夢をみつめ直すようになります。両親はあなた方二人をとてもほこりに思っているはずです。でももし、あなたの家の場合はそうではないと感じ、両親があなたにプレッシャーをかけて

いると思うなら、必ず両親と話し合いましょう。両親はあなたがどう感じているのか知る必要があるのですから！

常に100％全力をつくしたい

もしかするとあなたは、自分にとって簡単なことでもきょうだいがすごく努力している様子を見ているために、自分のもっている能力を最大限発揮したいと思っているのかもしれませんね。あなたはきょうだいより多くのことができるでしょうから、それでいつもベストをつくしたいと思ってしまうのでしょう。それに、あなたの「一番のファン」としてきょうだいも共にたたえられるよう、なおさら成功を勝ち取りたいと思っているのかもしれません。

全力をつくそうとすること自体はよいことです。もしもっと多くの人が自分のもてる限りの力を出して物事に取り組めば、この世界はどんなにすばらしくなることでしょう！　でも、そういうことは必ずしも現実的ではありませんね。あなたが精一杯がんばっても失敗することはあるものです。そして結果にがっかりすることもあるかもしれません。もう一度言いますが、完璧にいまひとつ届かないというのはごく普通のことです。だから、自分を休ませてあげることを忘れずに、常にではなくたいていは、全力をつくすことを目指しましょう！

両親からのプレッシャーを感じる

でももし両親が、あなたにオールＡを期待していると実際に言っていたら？　あなたがテニスの試合で勝たないと両親がひどくがっかりするそぶりをみせたら？　通常、親は自分の子ども一人ひとりに全力で取り組んでほしいと思っているので、もっとできるはずだと思えば時としてがっかりすることだってあります。

両親ががっかりするのももっともな場合もあります。それはあなたが努力すればもっとできるはずだとわかっているときです。これまでの経験からあなたにはその力があるとわかっているので、Ａがとれたはずなのにと思ったのかもしれません。もしかすると、社会でＣをとったのは、あなたがあまり

一生けんめいテスト勉強をしなかったからだと両親は気づいているのかもしれません。でも、もしあなたが勉強に勉強を重ねていても普段Bしかとれないところを、それでも両親がAを求めているとしたら納得がいきませんよね！　この場合は、学校の進路指導の先生や信頼できる先生と問題を話し合ってみるとよいでしょう。両親も交えた話し合いの場をもてれば、みんなが同じ認識になるでしょう。

　同じように、テニスのコーチから両親に、あなたが試合でどんなにいいプレイをしているかを話してもらうことも役立つかもしれません。試合に勝とうが負けようが、コーチはあなたがベストをつくしていればわかってくれます。

　両親からよけいなプレッシャーがかかっていると感じたら、あなたの気持ちを両親に伝えましょう。自分たちががっかりするとあなたがそんな気持ちになるなんて、両親は気づいていないかもしれませんよ。

ダウン症のある人の親って大変なのでしょうか？

あなたのお母さんとお父さんは、たいしたことではないそぶりをみせているかもしれませんが、親であることは、子どもにダウン症があるかどうかに関係なく、地球上で一番大変な仕事の一つです！　子どもに教えること、心配することというのは、とにかくとてもたくさんあります。それでも、たしかに大変かもしれませんが、親であることはおそらく世界でもっともやりがいのある仕事でもあります。

> ダウン症のある子どもは、他の子どもとちがうところよりは同じところのほうがずっと多いのです。ただし、他の子どもより注意する点がいくつかあります。

　子どもは、ガイドブック付きで生まれてくるわけではありません。たいていの場合、親は自分の両親や友だちをみながらどうやって育てればよいのかを知るのです。きょうだいといっしょに育った経験、近所の子どもの面倒をみた経験なども頼りにするでしょう。またおじいちゃん、おばあちゃんに助けを求めることもあるでしょう。そうやって多

くの親は、身近なところで子育てのお手本を見つけます。中には、数は少ないけれど高校か大学で親になることを学ぶコースを実際にとったことのある幸運なお母さんやお父さんもいるかもしれませんね。

しかし、あなたのきょうだいがダウン症をもって生まれたことで、両親は新たな世界に足をふみ入れました。ある親にとっては、ダウン症のある人を見たのは自分たちの生まれたばかりの赤ちゃんが初めてかもしれません。また、よく知っているわけではないけれど学校や近所にダウン症のある人がいたことを思い出す親もいることでしょう。実際、しんせきにダウン症のある人がいる人も少なからずいるかもしれません。少ないかもしれませんが、ダウン症のある子どもと友だちだった人もいるでしょう。そうだったら、それは本当に強みになるでしょうね！

ダウン症のある子どもは、他の子どもとちがうところよりは同じところのほうがずっと多いのです。ただし、他の子どもより注意する点がいくつかあります。あなたのきょうだいには医学的な問題や療育を受ける必要があるかもしれず、その場合、子育ての最初の数年間は、少しばかり複雑なものになるかもしれません（このことについては第1章を参考にしてください）。小学校にあがるときにもさらに試練があることでしょう。あなたのきょうだいには特別な教育ニーズがあるので、入学手続きも、書類に記入さえすれば終わり、というわけにはいきません。きょうだいが学ぶのに一番良い環境を整えるため、特別な計画を立てる必要があります（このことについては第2章を参考にしてみてください）。友だち作りや余暇活動を探すにも余分に手間がかかります。ダウン症のある子どもには親がいろいろと手配してあげる必要があるからです。また、将来に向けて考えなければならない課題もいくつかあるでしょう。あなたのきょうだいは親元をはなれて生活できるようになるのでしょうか。仕事は？　お金の管理は？　それにちゃんとしたふるまいができるのでしょうか？

信じられないかもしれませんが、親の中には、ダウン症のあるきょうだいのいることが他のきょうだいを苦しめやしないかと心配する人だっているのです。両親はあなたに、よけいな心配やストレスを感じることなく幸せに生

活してほしいと思っています。ダウン症のある子どもを育てることで、余分に手がかかることをいろいろかかえながらも、親は、家族みんなのニーズがバランスよく満たされるように気を配り、そのうえ自分の時間もみつけなくてはいけません！

　というわけで、ダウン症のある子どもがいると大変でしょうか？　という質問に、一言で答えるなら「大変です！」。もうちょっと複雑な答え方をすると「大変です。けれど…」ということになります。親は必要な情報を集め、ダウン症のある子どもをもつ他の親からのサポートを探し、ダウン症のない他の子どもたちにとっても最良の親であるにはどうしたらいいかも学ぶようになります。こうしたことは余分に手のかかることで、よけいな心配もありますが、おどろくほどむくわれることなのです！

私の両親はダウン症のある弟に過保護です。もうちょっと自分のことは自分でさせたほうがいいと思います。手を出さないようにと伝えるにはどうしたらよいでしょうか。

　親が学ぶべきもっとも大切なことの一つは、自分の息子や娘が成長し自立するにつれ、子どもからいかに「手を引く」かということです。親は息子や娘に自分で自分のことをやらせるチャンスを与えていかなければなりません。一人座りができるようになったばかりの赤ちゃんであろうと、補助輪なしで自転車に乗ろうと練習中の幼稚園児であろうと、また車の運転を習いたいと思っている高校生であろうと、どの段階の子どもであっても親は子どもたちに自分でやらせてみなければなりません。

　しかし、子どもが自分でする準備ができていることを親はどうやって知るのでしょう？　このことを知るには、少々試行錯誤してみるのです。親は子どもにやらせてみて、どうなるかをじっくり観察します。例えば、幼稚園児がうまくバランスをとれるようになり、少しずつ補助輪にたよらずに自転車に乗れるようになったとしましょう。その子のお母さんやお父さんはこのことに気づくと、いちかばちか補助輪を一つ取りはずし、次に二つ目もはず

かもしれませんが、いつでも支えてあげられるように自転車に乗っている子どものとなりでいっしょに走るのです！　子どもが上手に乗れるようになってきたら、お父さんはだんだんいっしょに走るのをやめます。そして、もし子どもがうまく走り出し、くり返し成功するようになったら、親は補助輪をとるでしょう。しかし、ある程度の時間がたっても乗れるようにならなければ、補助輪をつけた練習に再びもどるのです。

親にとって、手放すことがむずかしい理由とは

　ダウン症のある子どもにももっと自主性をもたせるよう、親は、同じように何度も試してやり直す試行錯誤の方法を用います。しかし次のようなことに注意する必要があるでしょう：

- あなたのきょうだいは指示に従うのがむずかしいかもしれません。そんなとき、自分に求められていることをきょうだいがちゃんとわかっているかどうか、両親にも確信がもてないかもしれません。
- きょうだいの話し方ではうまくコミュニケーションがとれない場合もあるかもしれません。必要なときにちゃんと手助けや情報を求められるのか、両親は心配かもしれません。
- きょうだいは人と関わる場面で、すべきことより、したいことをしてしまうかもしれません。
- きょうだいは人に気にかけてもらい、余分に手助けしてもらうのがうれしいのかもしれません。そこで喜んで両親にサンドイッチを作ってもらったり、洋服を選んでもらったり、学校までいっしょに行ってもらったりするかもしれないのです。他の子どもがもっと放っておいてほしいと親に文句を言うのに対し、きょうだいはされるがままなのかもしれません！

　多くの場合、親は、それぞれの子どもにどの程度自分の力でやらせるか、かなりよく判断できます。しかし時として、息子や娘に口出しせずにチャンスを与える代わりに、心配し、さらに密接な関係をとり続けてしまうこともあります。両親はただあなたのきょうだいを守ろうとし、常に安全な場にい

られるようにしているだけだと、あなたはわかっていることでしょう。しかし、もしあなたの両親が、もっとあなたのきょうだいに任せることができないでいるようだったら、はっきりと言いましょう！

あなたの両親との間のもやもやを解消するために

　このテーマについて、あなたが両親にどう話を切り出したらいいのか、ヒントを紹介します。

- まず、何が問題なのかをはっきり言いましょう。「お母さんはジョーの昼食を毎日作っているけど、ジョーは自分で作れると思うよ」
- 第二に、あなたのきょうだいが一人でできる、とあなたが思うわけを、例を挙げながら伝えましょう。「お母さんがいなかったとき、ジョーは食器の引き出しからスプーンを取り出して、びんからピーナッツバターをすくっていたよ。それでぼくがやるのと同じようにクラッカーにぬっていたんだ。お母さんがサンドイッチの作り方を教えれば、うまく作ると思うよ」
- 第三に、両親の考えを聞いてみましょう！　こうした技術を教えることがいいアイデアだと思わないのはどうしてなのか？　親は、たいていの場合、本人の能力について、あなたよりもよくわかっています。「ジョーはナイフの使い方を知らないのよ。そばにだれもいないときにナイフを使ったりしたら心配でしょう」
- 最後に、おたがいの言い分を聞いたうえで、両親の心配することをも考えに入れた解決策を話しましょう。「ジャムやピーナッツバターをすくうスプーンだけを使わせたらどう？　食パンの代わりにあらかじめ切ってあるディナーロールパンを買えば、ナイフを使う必要はないと思うよ。そうじゃなければ、ナイフの使い方やサンドイッチの作り方を少しずつ教えてもいいんじゃないかな。そうすれば、ジョーが自分で作っている姿をお母さんもみられるよ」

　こうすれば、あなたの両親は、あなたのアイデアがうまくいくかどうかを考えてくれるでしょう。あなたはこのプランが実行できるよう手を貸し、う

まくいくよう期待しましょう！
　あなたは弟さんと多くの時間を過ごしているのですから、あなたの意見は両親にとってもとても貴重なはずです。あなたは家族といっしょに、どこに問題があるかをみつけ、みんなにとって、とりわけ弟さんにとって、よりよい解決策を打ち出していくことができるのです。

まとめ

➡ きょうだいの年齢（実際の年齢）より、能力のレベル（発達年齢）で考えるようにしましょう。お手伝いや任される仕事は年齢ではなく能力に応じたものにするべきです。このことを念頭におけば、あなたの不満も和らぎ、物事が不公平だと感じることも少なくなるでしょう。

➡ どの家庭でも、きょうだいは助け合うことが求められます。たとえあなたのきょうだいにダウン症がなかったとしても、分かち合い、協力し、おたがいに手を差しのべ合わなければなりません。

➡ 完璧になることは不可能です。もしあなたがきょうだいの弱点をうめ合わせようとしたり、両親を困らせないようにと考えたりして、無理してがんばっているとしたら、一息つくようにしましょう！　あなたは失敗してもいいのですよ！

➡ あなたにできることが自分にはできないときょうだいがイラ立っていたなら、きょうだいが成しとげたすばらしいことを言ってあげるときょうだいの気持ちも落ちつくでしょう。

➡ ダウン症があることは本人に告げるべきで、それにはそれなりの理由がたくさんあります。しかし、本人にいつどのように伝えるかを決めるのはあなたの両親です。

➡ もしあなたの両親がきょうだいにあますぎて、世話をするのをやめたり、もっと自分でやらせたりするのがむずかしいようだったら、時間をとって腹を割って話し合ってみましょう。決してどなったりさけんだりしないことです。ただあなたが見たままの事実を注意深く示し、そして、話し合いをしてあなたの気持ちを伝えましょう。

4

スピードを落とす
イライラさせられる
行動への対処法(たいしょほう)

> 正直なところ、きょうだいには本当にイライラさせられることがありますよね。

きょうだいがすることにイライラすることはありませんか？　もしかすると、あなたのきょうだいは同じ映画を何度も何度も観たり、自分のサンドイッチが決まった形に切ってないと気がすまなかったりするでしょうか。一人になりたいときに限って、部屋に入ってこようとしたりしないでしょうか。正直なところ、きょうだいには本当にイライラさせられることがありますよね。でもこんなふうに感じるのは、あなただけではありません。

　もちろん、ダウン症のある人みんながそうではないし、ダウン症のある人のきょうだいがみな同じように感じているわけでもありません。ある人にとってイライラする行動も、別の人にはまったく気にならなかったりするからです。また、あなたのきょうだいは、この章に書かれていることはどれもしないかもしれないし、すべての行動をとるかもしれません。この章では、ダウン症のあるきょうだいのイライラする行動について、実際のきょうだいから寄せられたむずかしい質問を取り上げます。どうしてきょうだいはあなたをイライラさせてしまうのか、その理由も挙げていきます。そして、次にそんなことがあったときにはどう対処したらいいのか、いくつかの方法を紹介します。より多くの情報が得られれば、次に困ったときのためにしっかり心の準備ができるでしょう。

　あなたが家で向き合っている、きょうだいのイライラする行動のことがこの章に書いてあるとよいのですが、もしなければ、章の終わりの「まとめ」をみてください。がまんが試される行動をとったときの一般的な対応方法が書いてあります。またこの「まとめ」を読めば、あなたのきょうだいのほぼどんな困った行動にも役に立つ方法に気づくでしょう。

どうして弟はいつもかんしゃくを起こすの？

　子どもはみんな、時々かんしゃくを起こすものです。そしてそれは、ダウン症のない子どもたちも同じです。この本を読んでいるみなさんも、一度

や二度はかんしゃくを起こしたことがあるでしょう！　かんしゃくは、だいたい2〜4歳くらいのときによく起こすもので、まだ小さい子どもたちがイライラした気持ちや約束事への不満をあらわす、ごく普通の方法です。また、つかれていたりすると、ますますかんしゃくを起こしやすくなります。

　あなたにダウン症のある就学前のきょうだいがいるなら、何度かかんしゃくを目にしたことがあるはずです。でも、小さい子どもがかんしゃくを起こすのは当たり前だとわかっているので、おそらくそのことでは、悩まないでしょう。でもきょうだいがもっと大きいと、かんしゃくにはイライラするかもしれませんね。かんしゃくを起こすと実際の年齢よりもずっと幼くみえるので、とてもはずかしく感じるのです。では、なぜ学齢期のダウン症のあるきょうだいが、かんしゃくを起こすのか考えてみましょう。

イライラしているから？
　ダウン症のある子どもたちはたいてい、他の子どもに比べておしゃべりを覚えるのが苦手です。言いたいことが簡単には伝えられないために、よくイライラするのです。そして、このイライラがかんしゃくにつながるのです。ちょっと想像してみてください。もしあなたが、言いたいことがあるのにすぐに言葉で言えなかったらどうでしょう。あなたもおそらくイライラするのではないでしょうか。かんしゃくが始まる前にきょうだいがあなたに何か言おうとはしていなかったか、探偵になったつもりで探ってみましょう。

　そして、もしきょうだいがおしゃべりを覚えるのが人よりゆっくりだったら、その他のコミュニケーション方法──例えば指差しや簡単なサインなどを両親が教えるのに、あなたも協力するといいですよ。時がたてば、うまくコミュニケーションをとれるようになることで、かんしゃくを起こさずにすむようになるでしょう。実際、話したり、サインやジェスチャーを使って言いたいことを伝えられるダウン症のある子どもたちは、かんしゃくを起こしにくいのです。

思いどおりにしたいから？

かんしゃくを起こすとおとなはたいてい注意を向けてくれます。そのため、子どもはかんしゃくを起こすと、思いどおりになるということを覚えます。もし、あなたのきょうだいがかんしゃくを起こして、その結果、ほしいものを手に入れることができたなら、また別のときにもかんしゃくを起こそうとするでしょう。例えば、あなたときょうだいが、お母さんといっしょにスーパーに買い物に行ったとしましょう。そして、アイス売り場を通り過ぎたら、きょうだいが怒り出したとします。ミントチョコチップアイスをほしがっているのです。おそらくお母さんは、家の冷凍庫にもう入っているからと説明しようとするでしょう。あるいは、今夜のデザートには果物のほうがいいから、と言うかもしれません。でも、あなたのきょうだいの耳には入りません。アイスがほしくて、お店の中でこれ見よがしにさわぎます。もうお手上げになって、お母さんがミントチョコチップアイスを手に取ります。するときょうだいはすっかり満足し、みんなはようやく平和に買い物が続けられるようになるのです。でも、次にそのスーパーに行ってアイス売り場を通り過ぎるとき、あなたのきょうだいがどんな行動に出ようとするか考えてみてください。前回、かんしゃくを起こしてうまくいったなら、また今度もうまくいくはずとなるでしょう？

また、あなたに何かしてほしくてかんしゃくを起こすときもあるでしょう。例えば、リビングルームでテレビを見ていたら、きょうだいが部屋に入ってきて、今すぐにディズニーチャンネルを見たいと、とつぜんかんしゃくを起こしたとしましょう。もしあなたがあきらめて、さけぶのをやめさせるためにテレビのチャンネルを変えたなら、かんしゃくを起こせばうまくいくとあなたが教えたことになるのです。これからテレビのチャンネルを変えてほしいときにはいつでも、ただ大声でさけべばいいんだと思ってしまうでしょう。

ダウン症であってもなくても、どんな子どももかんしゃくの結果、ほし

> ダウン症であってもなくても、どんな子どももかんしゃくの結果、ほしいものが手に入れば、次回もかんしゃくを試そうとするでしょう。

いものが手に入れば、次回もかんしゃくを試そうとするでしょう。それなら、お母さんやお父さんに、きょうだいがもっとお行儀よくしたらほめてあげるという方法はどうか、話してみましょう。もし、きょうだいがていねいにお願いしてきたら、そんなあなたのことをほこりに思うと言ってあげるのです。そして、チャンネルを変えてあげたり、あと数分見たい番組を見たらあなたの見たい番組に変えてあげるから、などと取り決めをしたりするとよいでしょう。

　また、あなたが好ましい行動のお手本になってあげることもできるでしょう。例えば、あなたが学校から帰ってきたときにきょうだいがリビングルームでディズニーチャンネルを見ていたら、あなたの見たい番組に変えてほしいとていねいにお願いしてみましょう。そしてきょうだいが「いやだ」と言ったら、明るく「いいよ。じゃあ先に宿題をしてからテレビを見るよ」と言うのです。うまくいけばきょうだいはこれを覚え、次のときに先ほどの好ましい行動を真似するかもしれませんよ！　もちろん、家の中ではうまくかんしゃくをおさえることができたとしても、外のみんなのいるところでは対応がもっとむずかしくなります。外でかんしゃくにどう対応するかは、最終的に両親が決めておく必要があることです。そしてもしあなたがいやでなければ、それと同じ方法を試してみるといいでしょう。

よゆうがないから？

　子どもがある状況に対処できないとき、かんしゃくを起こしてイライラを伝えることがあります。例えば、ダウン症のある弟がキッチンのテーブルで算数の宿題をしているとしましょう。その後ろでは、あなたがリビングルームでテレビゲームをしています。妹さんは今キッチンで電話に出たところです。親友からの電話で、週末に遊びにこられないかとさそわれています。さらに飼い犬のビンゴは、うら庭をリスが横切るのを見つけて窓に向かってほえています。すると、あっという間に弟がかんしゃくを起こしました。この状況にいっぱいいっぱいになってしまったのでしょう。算数に集中できなかったのかもしれません。あるいはテレビゲームをしようかとか、友だちに

電話しようかなどと考えてしまったのかもしれません。原因が何であれ、それで本人の限界をこえてしまったのです。

きょうだいがよゆうを失ってかんしゃくを起こしているときには、何が起こったんだろう？　と、両親といっしょに再び探偵ごっこをしてみましょう。上の例では、宿題をするときには、もっと静かな別の部屋でする必要があることに気づくかもしれません。両親といっしょにどのように環境を変えたらいいかを考えれば、そもそも最初からかんしゃくが起こらないようにできるでしょう。

かんしゃくへの対処法

かんしゃくを起こす原因が何であれ、あなたはこう聞きたくなるでしょうね。きょうだいがかんしゃくを起こしてしまったら、どうやってとめたらいいの？　と。

- 一つの解決方法は、かんしゃくの原因から気をそらせることです。例えば、雨で外に出られないためにさけんでいるとしたら、好きな本を読んであげましょう。別のものに興味をもたせることで、いやな状況をやり過ごすことができます。あなたが代わりにと提案したことが、今泣いて求めているものや遊びと同じくらい魅力的だった場合、これはもっとも効果のある方法です。
- もう一つは両方が納得できる案を出してみることです。例えば、きょうだいがどうしてもあなたと「今すぐ」遊びたいとかんしゃくを起こしているときには、「宿題をさせてくれたら、そのあとゲームをしてあげる」などと言って、折り合いをつけようとすることができるでしょう。

何もかも完璧に対応したとしても、かんしゃくは一夜にして消えるものではないことはわかっておいてください！　子どもたちは、かんしゃく以外の気持ちを伝える方法を学ぶ必要があります。またかんしゃくを起こしても何も得られないという失敗経験を何度かすることで、かんしゃくはいつも効果があるわけではないことをわからせる必要もあります。それには時間とがま

んが必要ですが、そのうちよい方向への変化がみえ始めるでしょう。

どうして妹は私のすることを全部真似するの？

　子どもはみんな、人を観察し、人がすることを真似ることで学習します。赤ちゃんは、他の人がするのを見て手をたたくことを覚えるし、幼児期の子どもはいつもおたがいに真似をし合っています。公園に行けば、そんな光景を何度もみかけるでしょう。小さな子どもがあなたのすることを真似したら、「かわいい」とか、もっと言えばおもしろいとか思うでしょう。あなたのダウン症のあるきょうだいも、あなたの真似をして家中をついて回ったなら、最初は笑えるかもしれません。でも、あなたが笑ってくれたからと、ずっと真似され続けたら、すぐにかわいくなんてなくなるのです！

家での真似

　もしきょうだいが、時々あなたの真似をするようになったら、それは何かを覚えたり、練習したりするためかもしれません。ゲームの正しい遊び方や工作の仕方、あるいはおしゃべりを練習しているのかもしれません。それが理由であなたの一挙一動の真似をするようなら、きょうだいに見本をみせてあげる時間を少し作ってあげてはどうでしょう。あなたをお手本だと思っているのだから、いっしょに会話の役割練習をしたり、いっしょに課題に取り組んであげたりするといいかもしれませんね。

> きょうだいはただあなたといっしょに遊びたいのだけれど、あなたが何か他のことにいそがしくて遊んでもらえないのかもしれません。

　でも、きょうだいがひっきりなしにあなたの真似をしていると感じるなら、何か別の理由があるのかもしれません。きょうだいはただあなたといっしょに遊びたいのだけれど、あなたが何か他のことにいそがしくて遊んでもらえないのかもしれません。あなたの真似をすれば注意を引くことができると知っているのです！　あなたがどなったり、怒ったりしても、真似をする

のはとめられないでしょう。あなたがどなったら、結局はあなたの気を引くことに成功したといえるのですから！　それなら、少しの間、いっしょにゲームをしてあげるといいでしょう。または２〜３日に１回、同じ時間帯にきょうだいと遊ぶと決めるのもいいでしょう。そうすればきょうだいも、いくらかはあなたと遊べることがわかります。これで満足して真似をやめるかもしれません。それでもやめなかったら、両親に助けを求めるときです。もう一つ、きょうだいが他に何もすることがないからたいくつしのぎに真似している、という可能性もありますが、もしそれが原因だと思うなら、あなたか両親が、何か他にもっとよさそうな活動をみつけてあげましょう。

学校での真似

　きょうだいが学校であなたの真似をしたり、他の子どもの行動の真似をしたりしたら、大きな問題になる場合があります。みんなが笑ったら、注目を浴びたことでこれはやってもいいんだと思ってしまいます。でもあなたは、きょうだいには適切なふるまいを身につけてほしいし、やめ時を知ってほしいと思いますよね。真似することをみんながおもしろがれば、やめるのはますますむずかしくなるのです！　ここにいくつか良い方法があるので、試してみるのはどうでしょう。

- おそらくきょうだいは自分もみんなの仲間だと実感したいから周りの注目を集めようとしているのです。だから、きょうだいが真似するのを見ても反応しないよう、友だちにお願いしましょう。きょうだいが*真似をしていないとき*には笑顔を向けたり目を合わせたりし、真似をしているときには気づかないふりをしてもらいましょう。
- やめ時を知るべきだという話もしてあげましょう。前もって何か秘密（ひみつ）のサインを決めておくこともできます。例えば、手をあごに当てて首をゆっくり左右にふったら「真似するのはやめて！」という意味だ、などと教えましょう。
- 真似することがふさわしくないときには、本人にきちんと知らせるようにしましょう。特にきょうだいが年上のときには、本人が気ま

ずくならないようにこっそり伝えてあげましょう。

- ■ こうしたアイデアがどれもうまくいかない場合は、友だちならあなたのきょうだいをとめられるかもしれません。あなたたちきょうだいの言うことは聞かなくても、よく思われたい相手の言うことならきちんと聞くことがあります。

もし、上の説明がどれも当てはまらないなら、きょうだいはただあなたをうんざりさせたいだけなのかもしれません！　きょうだいって、そういうことをするでしょう。それに、実際、おそらくあなただってきょうだいを心底うんざりさせるようなことをしているでしょう。ひょっとしたら、あなたをひどくイライラさせる手段として、真似することしか思いつかなかったのかもしれません。もしそうだとしたら、イライラした様子をかけらも見せないようにしましょう。最初は大変ですよ！　でも、真似であなたをイラつかせることができなかったときょうだいが感じたら、そのうちに真似をすることを忘れ、他のことに興味を移すでしょう。

これらの方法でうまくいくような気がしなければ、お父さん、お母さんに、あなたのイライラした気持ちを伝えてみてください。

ダウン症候群があるからふきげんになるの？

ダウン症のある子どもは、いつもはふきげんではありません。もちろん、子どもでもおとなでも、ダウン症があってもなくても、時にはふきげんになってもいいでしょう。だれしも体の具合が悪かったり寝不足だったりすればふきげんな態度をとりやすいのも当たり前のことです。つかれているわけでも具合が悪いわけでもないのに、きょうだいがふきげんな態度をとっているなら、心に何かかかえているのかもしれません。

> ダウン症があってもなくても、時にはふきげんになってもいいでしょう。

イライラしているの？

　人は、何かがなかなかうまくできないとき、ふきげんになります。あなたのきょうだいも何か新しいことを学ぶのに苦労しているときには、イライラしたり、腹が立ったりするでしょう。もしきょうだいがかなり年上だったら、年下のあなたのほうがずっと簡単に物事をこなすのを見てよけいに歯がゆい思いをするかもしれません。あなたのきょうだいはおそらく、自分のほうが年上なのだからそういうことができないといけないとわかっているのでしょう（これについては、第6章を読んでみてください）。

　話すことがむずかしい人や、言いたいことをうまく言葉にするのがむずかしい人も、ふきげんにみえることがあるでしょう。ダウン症のあるきょうだいも、話す力が十分でないために言いたいことを伝えるのに苦労しているなら、ふきげんそうにみえてしまうかもしれません。でも本当は、ただもどかしいだけなのです。もどかしすぎて、だまり込んでしまったのです。もう面倒だからです。つまり、ふきげんそうにみえても、実はうまく通じないためにただ困っているだけかもしれないのです。

怒っているの？

　腹が立ったときの気分を引きずっていてふきげんなこともあります。あなたのきょうだいは、朝、大好きな映画をみのがしてしまったのかもしれません。そしてその日はもう一日中、他のことをしていてもずっと朝の怒りが続いていて、それがふきげんさとなってあらわれるのです。あなたも経験したことがあるでしょう。何かですごく腹が立ったとき、その日は1日中ずっとふきげんだったのではないですか？　そんなときは、きょうだいの気をそらすことで気分を変えてあげることができるでしょう。怒りの原因の話をもち出さないようにしてください。さもないと、またふり出しにもどってふきげんになってしまいますよ！

人見知りをしているの？

　ふきげんにみえたものが実は人見知りだった、ということもあります。内

気な人は静かで、笑顔をみせたり、人と目を合わせたりすることがあまりありません。もともと一人でいるほうが好きな人もいます。これは性格です。あなたのきょうだいは、初めての人と会ったり遊んだりするとき緊張しませんか？ もしそうだったら、きょうだいを紹介してあげたり、家で役割ごっこをしてあげたりして、人と付き合う場面でもっと肩の力をぬけるよう手助けしてあげましょう。

うつ状態なのでは？

　10代や成人のダウン症の人たちも、年を重ねるにつれうつ状態になることがあるのは、他の人たちと変わりません。でも、みんなと同じような形では自立できないことで、他の人よりも落ち込みやすい面もあるのかもしれません。車の運転や一人暮らし、結婚、就職は、ダウン症のある成人には手の届きにくい人生の大きな到達点です。こういった「おとなの」活動のうちいくつかはかなえることができますが、それには人より努力が必要で、時間もかかるのです。また、たいくつ感もうつ状態を引き起こすことがあります。

　もし、きょうだいがうつ状態かもしれないと思ったら、両親に相談してください。両親はきょうだいの気分を回復するために、お医者さんのところに連れていってみてもらい、必要なら薬を出してもらおうと思うかもしれません。両親はまた、きょうだいが将来の目標に取り組めるよう手助けしたり、いそがしくしていられるようにスケジュールに何か新しい活動を追加したりするなど、他の方法も試してみるかもしれません。このように、ダウン症候群は人をふきげんにする「原因」ではありませんが、ふきげんさの原因をつきとめるのはとてもむずかしいときがあります。もし、あなたに何か原因が思い当たったら、両親に考えを伝えてみてください。あなたには両親とはちがう視点があるので、いっしょに考えることできょうだいを助ける方法を見つけ出すことができるかもしれません。

弟は完璧主義なんです―なんでもきちんとしないと気がすまないの。どうしてそんなにがんこなの？

> 学習に困難のある人にとっては、やるべきことをどれも忘れないための一つの方法が、決まった手順を確実にくり返すことなのです。

ダウン症のある人の中には、好きなことや日々の雑用をいつも同じやり方でしたがるために、完璧主義者にみえる人がいます。例えば、弟さんは学校に行く準備をするのに時間がかかるかもしれません。なぜって、来る日も来る日も、いつもいつも同じ方法で、髪型を「きっちり」整えたり、決まった手順で身支度したりするからです！

学習に困難のある人にとっては、やるべきことをどれも忘れないための一つの方法が、決まった手順を確実にくり返すことなのです。実際、決まった手順をふむことで、自分より速いペースで動いていく世の中をわたっていくのに役立ちます。また、特にストレスのあるとき（例えば家族みんなが急いで家を出なければならないいそがしい朝など）には、予定表は気持ちを落ち着かせ、不安な気持ちを軽くするのに役立ちます。このように、手順の決まった日課をこなすことは、他の人と学び方のちがう人たちにはとても有効です。かれらはただがんこだというわけではないのです。

決まった日課がなぜきょうだいの助けになるのかは理解できても、このように慎重にことを進めるやり方に他の家族がイライラすることもあるでしょう。特にちこくしそうで急いで出かけなければならないときには！　ダウン症のある人たちが急いだり、少しでもやり方を変えたりするのはほとんど不可能なことに思えるかもしれませんね。

そこで、家族のだれかの都合が悪くて、日課を変える必要がある場合は、小さな手順を一つずつ変えていくことから始めるのがいいでしょう。あなたのきょうだいにとって重要な日課を変える場合は、両親や先生にも関わってもらう必要があるかもしれません。日課をどこか変える必要があると思ったら、どうすればいいか両親に相談してみましょう。

また、きょうだいの日課が普段はうまくいっていても、時々変える必要が出てきたときは、心構えができるよう十分に知らせてあげてください。例えば、野球の練習が休みになることが2～3週間前にわかっていたら、前もって本人にそのことを伝え、スケジュール表に書き込んであげましょう。いつもの日程がとつぜん変わると、それに対応するのはむずかしいのです。例えばあなたのきょうだいは、毎週火曜日の放課後に野球の練習があることがわかっています。雨がふれば練習は中止ですが、前もってお天気の予定を立てておくのは無理がありますよね！　前の晩に天気予報を確認し、雨の可能性があることを本人に知らせておけば多少は助けになります。でも、きょうだいのちょっとしたふきげんな態度にも備えておきましょう！

妹は、怒ったり、何かすごくほしいものがあったりすると、とてもがんこになります。どうしたらいいの？

　がんこになるのは、かんしゃくやふきげんと同じように、妹さんがイライラしているか、自分のやり方をつらぬこうとしていることのサインかもしれません。がんこさは、かんしゃくを起こす前、あるいはかんしゃくの代わりにあらわれることがあります。今、あなたと家族が映画館に入ったとしましょう。映画はもう始まりそうです。ロビーを歩いていると、ダウン症のあるきょうだいがポップコーン売り場を指差しました。「ダメよ。映画が始まっちゃう」とあなたは言います。でも、きょうだいは動きません。あなたはきょうだいを引っ張って連れて行こうとしますが、きょうだいは絶対にそこから動きません。もし、映画を観るときにはいつもポップコーンを買うことになっていたなら、こういったことも起きるでしょう。きょうだいはポップコーンがほしいのです。そのせいであなたが映画におくれてしまったとしても、おかまいなしでしょう。

> がんこな行動をとるのは、何か特別いいものを手に入れたり、いつもどおりに物事が進んでいることを確かめたりするためなのかもしれません。

がんこな行動をとるのは、何か特別いいものを手に入れたり、いつもどおりに物事が進んでいることを確かめたりするためなのかもしれません。きょうだいがこのような行動をとるときは、怒っていたりイライラしたりしていることをあなたに示しているのです。映画館の例では、ダダをこねればあなたや両親があきらめ、ポップコーンを買ってくれることをきょうだいは知っています。このような場合には、きょうだいの反応を予測して先手を打ちましょう。もし、いつも映画を観る前にポップコーンをほしがることがわかっていたら、必ずかなり時間によゆうをもって映画館に行くか、家からポップコーンをもっていきましょう（もち込み禁止でなければ）。怒りやイライラの原因から気をそらせることもまた、がんこなふるまいに対して使えるすばらしい方法です。

　あなたのきょうだいががんこになっている理由がわからない場合は、本人に何がいけないのか聞いてみましょう。そして、もし話し言葉の問題やコミュニケーション能力の限界があってあなたに伝えることができないなら、一歩下がって状況を考えてみましょう。きょうだいがうで組みをしてその場を動かなくなるちょっと前に、何があったでしょう？　何が問題のきっかけになったのかがわかれば、解決に乗り出すことができますね！　たいていの場合、きょうだいにどなったところでまったく効果はありません。もしあなたがその場を立ち去ったらきょうだいは追いかけてくるかもしれませんが、本当にがんこだったらあなたがそうしてもおそらくついてこないでしょう！

　また、気をそらせたり、別の案を出してみたり、完全に知らんぷりしたりすれば、もっとうまくいく可能性もあります。こういった提案がもっと知りたければ、この章のかんしゃくへの対応についての質問を読んでください。もしあなたのきょうだいがまだ小さければ、あなたや両親はいつでもだき上げて連れ去り、その困った場面から物理的にもぬけ出すことができるでしょうね。でも、忘れないでください、その後にかんしゃくがくるかもしれませんよ！

なぜ、弟は同じ映画を何度も観るの？

　ダウン症のある人たちがいつも同じやり方で日々の用事をこなすと気持ちが安定するのと同じように（それについては、この章ですでに話しました）、いつもの映画や好きなテレビ番組をくり返しみることも、同じ安心感につながります。現実の世界は複雑でストレスがいっぱいですが、好きな映画はいつも同じ話をしてくれます。弟さんにはその中で何が起こるかわかっています。そこに予期せぬおどろきはないのです。

> 現実の世界は複雑でストレスがいっぱいですが、好きな映画はいつも同じ話をしてくれます。

　子どもにとって映画を観ることは、状況にどう対応するかを学んだり、社会生活を送るための力をつける練習をしたりするのにも役立ちます。きょうだいが、あたかも映画のシーンの中にいるかのように一場面を演じているのを見ることがあるかもしれません。これは、あなたのきょうだいがおしゃべりや社会のルールを学び、上達させる助けになるのです。とはいえ、あなたのバスケットボールの試合のときに、映画のせりふを練習するのはやめてほしいですよね！　両親は、いつ、どこでならお気に入りのシーンを練習してもいいかを、きょうだいが学べるよう考えてくれるでしょう。映画はまた、友だちとおしゃべりするときの話題にもなります。ダウン症のある人たちの多くが、同じ映画が好きな友だちをもっています。

　同じ映画をくり返し観たりはしなくても、あなただって、学校から帰ると毎週もしくは毎日みのがしたくないテレビ番組があるでしょう。毎週番組で何が起きるかを見たいし、友だちと次の日にその番組の話もしたいでしょう。つまり、これは友だちとのおしゃべりの話題になるのです。ある意味、きょうだいが好きな映画にこだわるのとあまりちがいはありません。あなたの好きな番組、きょうだいのお気に入りの映画は、それぞれをリラックスさせてくれるのです。

　もちろん、きょうだいのこだわりは映画だけではないかもしれません！

お気に入りの音楽にこだわり同じCDを何度も何度も聞いたり、ドライブの間ずっと同じ歌ばかりをリクエストするかもしれません。あなたは頭をかきむしりたくなるでしょうね！　一つの解決方法は、きょうだいのお気に入りの歌の中で、あなたも好きなものを入れたCDを作ってあげることです。そうすれば、少なくとも車の中で流れている音楽はあなたにとってもお気に入りです。また、もう一つの方法は、きょうだいが好きな曲を自分だけできくようにヘッドフォンを使ってもらうことです。

映画といえば、姉は18歳なのに、まだ子どもの映画を観ています。もっと年齢に合った映画を観てもらうにはどんな方法がありますか？

> あなたのきょうだいは18歳でも、学校ではもっと下の学年の勉強をしているのかもしれません。

　ダウン症のある人の発達のスピードは人それぞれです。学校でも、他の人より学ぶのが早い人もいることを知ってますよね？　あなたのお姉さんは18歳ですが、学校ではもっと下の学年の勉強をしているのかもしれません。そして、興味も年下の人と同じかもしれないのです。お姉さんの社会生活を送るための力も年下の人と同じくらいで、結果として子ども向けの映画がお姉さんの発達には合っているのかもしれません！　子ども向けの映画は、複雑でややこしい映画よりたしかにわかりやすいのです。でも、子どもの映画を観ると、お姉さんが子どもっぽくみられるので、あなたにははずかしく思えるのでしょうね。

　若者向けの映画は、お姉さんにとっては複雑すぎたり不安をかきたてられる内容だったりするのかもしれないことを覚えておいてください。そして、お姉さんが今観ている映画より、少しだけ年上向けのものに興味がもてるように手助けするのです。まず、いっしょに観るのにちょうどいい映画を選んでみましょう。お姉さんの興味のあるもの（例えば、動物やバスケットボール）が出てくる映画や、これまでの映画に出ていてお姉さんになじみのある

俳優が主演の映画を選ぶのです。そして、映画を観ている間、どんなことが起きているか説明してあげましょう。週に1回ほど、映画会を開いて新しい映画を観るようにしてみるのもいいでしょう。またあなたの友だちから、お姉さんに映画を紹介してもらうのもいいかもしれません。時にはきょうだいからのアドバイスより、友だちからのアドバイスのほうが心にとまることがあるのです！　言うまでもないことですが、お姉さんの好きな映画を「子どもっぽいよ」と本人に言ったところで、おそらくまったく効果はありません。がんとしてゆずらず、あなたがすすめる映画を観ようとはしないでしょう。ただ、あなたがどんなにがんばっても、少したつと前に好きだった映画にもどってしまうことはあるでしょうね！

どうして妹は私のプライバシーを守ってくれないの？

　妹さんは、あなたのもっているものだけに特別興味をもったり、あなただけにもっとかまってもらいたがったりするかもしれません。あこがれのきょうだいにかまってほしければ後をついて回るし、気を引こうとがんばるものです。妹さんも、あなたのプライバシーを守っていないとは思っていません。ただ、いっしょにいたいだけなのです！　また、あなたのものをほしがって困るようなら、家にあるものは何でも自分のものというわけではないこともわかっていないのでしょう。

> あこがれのきょうだいにかまってほしければ後をついて回るし、気を引こうとがんばるものです。

　プライバシーについてきょうだいが理解しにくいことのもう一つの原因には、ダウン症のある子どもたちのパーソナルスペース（訳注：他人に近づかれると不快に思う距離）の問題があります。ダウン症のある子どもたちのパーソナルスペースには、いつも他人が入っていることが多いのです。これは、大きくなるまでトイレや着替えに手伝いが必要だからですが、その結果、本人のプライバシーがあまり守られていないので、プライバシーについて学ぶのがさらにむずかしくなっているのです。

でもよい知らせがあります！　きょうだいにパーソナルスペースのことを教える方法があるのです。両親といっしょに、これは特別なものだからもち主しか使ってはいけない、というものがあることを取り決めることから始めてみましょう。家族のこととして話をし、他の人の空間に勝手に入らないというルールを作ってもいいでしょう。例えば、家では全員がだれかの部屋に入る前にはノックをし、返事があるまで待つ練習をしましょう。ドアが開いていたとしてもそうです。部屋に入る前に待つことは相手を尊重することです。閉まっているトイレのドアの場合も、同じように礼儀正しくすべきです。

あなたに自分の部屋があるなら、自分のものを守るのはもっと簡単です。両親に、あなたが部屋にいないときに大切なものを守れるようにドアにカギをかける許可をもらいましょう。また、きょうだいの手の届かない高いところにもう一つカギをつけるのもとても効果的です。きょうだいもカギがかかっていれば、そこはあなただけの場所で、入るには許可がいることを思い出すことができます。

私の10代の兄がいつも下着姿で家中を歩き回ります。私の友だちの前でもすることがあるんです！　どうすれば身だしなみの大切さをわかってもらえますか？

この行動を変えるためには、家の中で家族全員がプライバシーのルールを守らないといけません。つまり家族のだれもが下着姿で家中を歩き回ってはいけないのです！　家族みんながお風呂や寝室から出るときには、ちゃんとした格好でないなら何かはおることを忘れてはいけません。使っているときにはお風呂場のドアを閉めておくというのもよいルールでしょう。また両親はお兄さんに、くつろいだ格好でテレビをみたいなら半ズボンやジャージを着るように言い聞かせてくれるでしょう。毎日こういったことをしていれば、お兄さんの行動は変わっていくでしょう。

そして、きちんと洋服を着るように言われて自分の部屋にもどったときや、

自分で判断して他の人の前で洋服を着ていられたりしたときには、必ずほめて認めてあげましょう。プラスの評価をすることで、正しいふるまいを覚えることができます。その一方で注意しなければならないのは、あなたや友だちが笑ったり、「すてきな下着だね」などと皮肉を言ったりすると、お兄さんはあなたたち

> 家の中でプライバシーのルールを守れるようになったら、友だちの家にとまったときも学校でも、同じルールを実行できるようになるでしょう。

が認めてくれたとかんちがいしてしまうかもしれないことです。つまり、あなたの発言がお兄さんがまちがったことを続けるよううながしてしまうのです。もし、家の中でプライバシーのルールを守れるようになったら、友だちの家にとまったときも学校でも、同じルールを実行できるようになるでしょう。

時々、弟はやりたくないことからにげるためにわからないふりをしているように感じてしまいます。本当に理解できていないのか、だまそうとしているのかどうすればわかりますか？

　これは、あなたの弟さんのことをよく知らないと答えるのがむずかしい質問です。もっともよい方法は、さまざまな場面で、弟さんがどれくらい理解しているかをじっくり観察することです。弟さんは、両親といっしょのときには問題ないのに、あなたが何かさせようとしたときだけ理解できなくなるのですか？　お手伝いをするときには理解していないようなのに、何かおもしろそうなことがあるときには理解しているようですか？　両親は、このことをはっきりさせるのに協力してくれるでしょう。

　たいていの場合、指示の与え方によっても子どもの理解度はちがってきます。ダウン症や他の障害のある子どもたちは、単純な指示には従えますが、少し複雑な指示には従えません。例えば、「私にボールをパスしたら、バスケットゴールの下に立って」は2段階の指示です。二つのことを正しい順序で覚える必要があるので、一つだけのときよりも理解するのがむずかし

いのです。

　ダウン症のある子どもたちは、2段階以上ある指示を一つひとつに分ければ、うまくできる可能性が高くなります。まず最初に「ボールをパスして」と言いましょう。きょうだいがボールを投げたら、次の指示を出しましょう。「じゃあ、ゴールの下に行って立って」。この2段階の指示は、あなたには簡単に思え、分けて言わないといけないのはバカバカしいと思うかもしれません。でも実際には、これがとても助けになるのです。

　一方、ダウン症のあるきょうだいが、自分のやりたいことならすぐに理解できるのに、お手伝いをするときには混乱するようにみえるのであれば、きょうだいのことをずるいなと思うかもしれません！　このような時は、きょうだいにもっと注目してあげるようにして、きょうだいが本当はやりたくないけれども言うことをきけたことをほめてあげましょう。こうすることで、あなたを手伝うことにもっと興味が出てくるかもしれません。ほめることで、おどろくほど効果的によい結果を引き出すことができます。あなたや両親が、お手伝いを競争やゲームのようにしてみることもできるでしょう。例えば、ベッドを整える競争をしたり、どちらが早く部屋をそうじするか競わせたりするなどです。もっと注目してあげ、楽しみも加えることで、とても協力的にさせることができるでしょう。もし、これでも効き目がなく、やっぱりきょうだいはだましていると思うなら、両親に話してみましょう。いっしょに工夫をこらした解決方法をみつけられるでしょう。

> ダウン症のある子どもたちは、2段階以上ある指示を一つひとつに分ければ、うまくできる可能性が高くなります。

まとめ

→　どんなきょうだいでも、その時々でおたがいにイライラすることがあります。ダウン症のないきょうだいだって、人をイライラさせるのが本当に上手ですよ！

→　もし、きょうだいにイライラするなら、イライラする行動を見聞きしなくてもすむように別の部屋に行きましょう。もし、車に乗っている最中でその場からにげられないなら、ヘッドフォンで音楽をききましょう。

→　もう一つの方法は、きょうだいにやさしくやめてとお願いすることです。やめてほしいことを言うより、してほしいことを言うほうがうまくいくことがわかるでしょう。例えば、「何度も同じ歌をきくのはやめて！」というより、「次の曲をきかせてくれる？」などと言ってみましょう。あるいは、深呼吸をしましょう。それから、どうしてこういう行動に出るのかを考えましょう。探偵になったつもりでよく考えてみるのです。きょうだいはイライラしているの？　注意を引きたいの？　よゆうがなくなったの？　たいくつなの？　というように。行動の理由さえわかれば、一番よい対処法を思いつくことができるでしょう。

→　イライラする行動をやめるよう、何か他にやることを見つけてあげてきょうだいの気持ちをそらすようにしましょう。

→　それと同じくらい重要なのは、きょうだいが適切な行動をしたら注目してあげ、イライラする行動をしたら無視することです。ほめたり注目したりしてあげると、本人がより好ましい行動をするよう意識する助けになります。

→　そして困ったときには、応援をたのみましょう！　一番いい解決法を見つけ出すのに、両親に協力をお願いしてください。

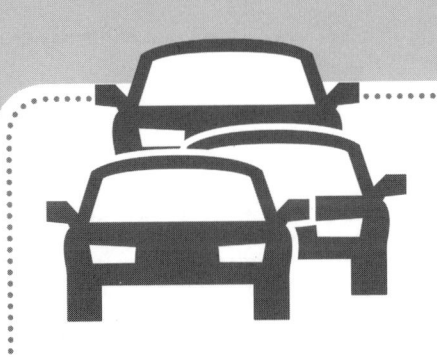

5

交通渋滞
つらい状況とうまく付き合う方法

あなたのダウン症のあるきょうだいが、周りの人からじろじろみられたり、知らない人にからかわれたり、友だちから仲間はずれにされそうになったりすることがあるかもしれませんね。あなたのお姉さんがからかわれているとき、お姉さんの味方につくのは気まずいですか？ あなたがお兄さんには絶対に無理だと思っていること、例えば結婚についてお兄さんが夢を語っているとき、イライラした気分になったりしますか？ このようなことはダウン症のあるきょうだいをもつ人が経験するかもしれない困難のほんの一部です。あなたの友だちが障害のないきょうだいとの間で経験することとはかなりちがうでしょう。

こういったやっかいな状況をいつもさけることはできません。ではそのようなときはどう対処すればいいでしょう？ この章には、ダウン症のあるきょうだいをもつ人たちがよく直面する問題が挙げられています。あなたがつらかった場面もこの章に出てくるかもしれませんね。本当の解決策を見つけるためにも、ぜひ読んでください。あなたがとても必要としているときのヒントになることでしょう。

どうして周りの人はみんなの前で妹をじろじろ見るのですか？

> あなたのきょうだいをじろじろ見ている人のことをいじわるで失礼な人だと決めつける前に、きょうだいのちがいを否定的な気持ちでみつめている人ばかりではないということを覚えておいてください。

人前に出ると、私たちはみな、他の人とのちがいに気づきます。めずらしい服を着ている人がいればそちらに目がいってしまいます。ショッピングモールで幼い子どもが大声でかんしゃくを起こしていればどうしてもじっと見てしまうのはよくあることです。そして、ダウン症候群を含め障害のある人のこともよく目にとまります。

だから、周りの人があなたのきょうだいに目をとめるのはめずらしいことではありません。周りの人がじろじろ見るときは、きょうだいの目が他の人

とは少しちがうことには気づいたけれど、その理由がよくわからないのかもしれません。おそらく、ダウン症のある子なのかどうかをつきとめようとしているのでしょう。また、しゃべり方が少しちがうことや、ベビーカーに乗っている子どもたちの中で、きょうだいだけ他の子どもより体が大きいことに気づいたのかもしれません。もしくはきょうだいがショッピングモールでかんしゃくを起こしているからかもしれません！

　ダウン症のあるきょうだいがいるからこそ、あなたはきょうだいがみられていることを意識するのでしょう。きょうだいのほうをちらっとでも見る視線（しせん）があればすぐに気づくし、特にからかう声や笑い声が聞こえればどんなものでも気になるかもしれません。口をぽかんと開けたまま、だれが見てもはっきりわかるくらいに、きょうだいのあらゆる動きを目で追っている人もいるようです。そういう人たちは、きっとあなたにとって一番めいわくでしょうね！　また、きょうだいのほうをただチラッと見るだけの人もいるでしょう。きょうだいを指差しながら、お父さんやお母さんと話している小さな子どもの姿（すがた）さえもみかけるかもしれません。

いつも悪いほうへと考えないで！
　あなたのきょうだいをじろじろ見ている人のことをいじわるで失礼な人だと決めつける前に、きょうだいのちがいを否定的（ひていてき）な気持ちで見つめている人ばかりではないということを覚えておいてください。中には、自分にもダウン症（しょう）のあるきょうだい、子ども、孫、友だち、あるいは親（しん）せきがいるために、あなたのきょうだいを見ている人がいるかもしれません。もしかするとその人たちは、ダウン症のある成人や子どもを担当している先生かスペシャルオリンピックスのボランティアなのかもしれません。あるいは、あなたのきょうだいが知り合いかどうかを思い出そうとしているだけなのかもしれません。

周りの人にじろじろみられたらあなたはどうしますか？
　全国のあなたのようなきょうだいたちが、以下の方法をやってみたと話し

てくれました。

- 「私もじっと見返す」
- 「じろじろ見る人ときょうだいの間に立って、きょうだいを守る」
- 「きょうだいからはなれ、連れだと思われないようにする」
- 「じろじろ見ている人を無視する」
- 「その人に聞こえるように大きな声で『じろじろ見るのは失礼ですよ』と言う」
- 「その人に『何をじろじろ見ているのですか？ 今までダウン症のある人をみかけたことがないのですか？』と聞く」
- 「公園で幼い子どもがじっと見ていたら、ダウン症候群のことを少し説明して、どのようにしてダウン症のあるきょうだいと遊ぶのかをみせてあげる」
- 「見ている人たちに手をふってこたえる」

これらの方法はその時々で役に立つかもしれません。対応の仕方に一つの正解があるわけではありませんが、上記の中にもいい方法はあります。今、9月だとしましょう。あなたは、高校に通い始めて3週間です。数人の新しいクラスの友だちがショッピングモールであなたの近くを通りかかったとき、ちょうどあなたのきょうだいがかんしゃくを起こし始めました。普段、きょうだいは行儀がいいので、そのタイミングの悪さが信じられません！あなたはお母さんときょうだいの側からこっそりはなれ、ウィンドウショッピングをしているふりをして、後ろで起きているさわぎを無視しています。さりげなく友だちに手をふり、みんなが遠くはなれたらまた家族のもとにもどります。これは一番よい方法ではないかもしれませんが、パッと思いついたとっさの判断で、はずかしい瞬間をさけられたのです。でも今度、きょうだいが行儀よくしていれば、あなたは新しい友だちにきょうだいを紹介する決心がつくかもしれませんね。

あなたのきょうだいをじろじろ見ているのが知らない人だった場合は、きょうだいとその人の間に立ったり、その失礼な人に手をふってこたえたりすれば、もっと気楽に守ってあげられるのではないでしょうか。時には、きょ

うだいがかんしゃくを起こしているような大変なときでも、周りの人がどう思うかはかえりみずに、きょうだいの気をまぎらわしたりハグをしてあげたりして、きょうだいを落ち着かせるお手伝いさえもすることがあるかもしれません。

　あなた自身のこと、また人とちがうことについてあなたがどんな意識をもっているかを考えることも役立つかもしれません。あなたならいつもどのように反応しますか？　手足を失った人や車いすに乗っている人のような、何かがちがう人に気づいたときの落ち着かない気持ちを思い出してください。最初、あなたはチラッと見たり、その人からはなれたい気分になったりしたかもしれません。でも、その人をもう一度見たり、その人のことがもう少しわかったりすれば、落ち着かない気持ちが少しはやわらいだかもしれません。

　そのようにあなた自身の行動を思い出すことで、なぜきょうだいが周りの人にじろじろみられるのかがもっと理解できるようになり、それにどう対応したらいいかを決めるときのヒントになるといいですね。

"普通（ふつう）の人"は、なぜダウン症（しょう）のある人たちをからかうのですか？

　この質問に答えるため、そもそもなぜ人は他人をからかうのかについて考えてみましょう。残念なことですが、人は普通、メガネをかけているとか、"ダサイ"ファッション、気どりすぎ、格好悪くみえるなどと、少しでも人とちがったところのある人のことをからかいます。多くの有名な映画（えいが）やビデオゲームでもこのような行動が当たり前になり、喜ばれているようにさえみえます。

　実は、たいていの人は、ある意味そうすることで自分の気分がよくなるからなのです。

　からかう人たちはおそらく自分に自信がないのです。だからこそ、だれかをけなすことで、その人よりも上に立った気持ちになるのです。だれかをからかうことで、自分は「かっこいい」と思う人たちの仲間なんだという気持

> 人は、人とはちがってみえることの理由を知れば、おそれが減り、そのちがいをからかうことも減ります。

ちになれるのかもしれません。一体感を得られるのです。からかったりして悪かったという気持ちがわずかにあったとしても、他のみんなが笑ってくれ、よく思われたいと考えている仲間たちがよしとするなら、その行動は続くでしょう。

また人は、自分が見つけたちがいに少しでも変な感じを受けたとき、その人をからかうものです。特に、ダウン症候群をはじめ障害のある人にはそれが当てはまるのです。多くの学生やおとなは、ダウン症候群や視覚、脳性まひ、てんかんなどのちがいのある人たちと過ごした経験がほとんどありません。なじみがないために感じる落ち着かない気持ちを少しでも減らすために、からかうのかもしれません。この方法は、ダウン症のある人になじみのある私たちにとっては理解しがたいことです。でもチャンスがあれば、他の人たちに説明することで状況はよくなります。人は、人とはちがってみえることの理由を知れば、おそれが減り、そのちがいをからかうことも減ります。

まれではありますが、ただわざと人を痛めつけるためだけにからかう人もいます。残念ながら、この世界中のだれもが他人の中にあるちがいを認めることができるわけではありません。もしあなたのきょうだいがだれかにひどい目にあわされていると感じたら、両親や他のおとなにすぐに知らせましょう。

学校で同じグループの子どもたちが、弟にくり返しいじわるをしてきます。どうやって弟を助ければいいのですか？

弟さんがたまにからかわれるだけならまだしも、日常的にされるのだとしたらまったく別レベルの問題です。あなたは子どもたちをにらんで一言言い、どなって返すくらいのことはしたのかもしれませんが、それでもやっぱりいじわるは続いているのですね。あなた一人でたちの悪いグループに立ち向かうのはかなり大変です。そんなとき、以下の方法が役に立つかもしれま

せん。

1. いつ、どこで問題が起こっているのか明らかにしましょう。その状況をさけることはできますか？ あなたのきょうだいは、ランチのときにちがう席に座るか、それともいじめっ子に会わないようにちがう通路でクラスまで歩いていけますか？ だれかきょうだいといっしょに歩いて守ってくれる友だちを見つけられますか？ こうして状況を変えることで、問題をさけられることがあります。

> 困った状況をおとなに伝えることは、あなたがきょうだいとして行うことのできる、とても分別と責任感のある一歩なのです。

2. あなたのきょうだいが、からかわれるきっかけになるようなことをしたのかどうか考えてみましょう。きょうだいのほうから何かよくないことを言ったために問題が起きたのでしょうか？ もしくは、きょうだいの反応がいじめっ子をおもしろがらせ、それがかれらをエスカレートさせてしまっているのでしょうか？ もしそうなら、あなたはきょうだいの行動を変えればよいのです。例えば、きょうだいがかれらを無視すれば、いじわるされなくなるかもしれません。

3. もしこの状況がさけられず、あるいは、きょうだいがいじわるな行動を無視したくないのなら、そのときはおそらくおとなの助けが必要です。先生にその問題を話しましょう。そうすれば、先生は関わった生徒たちに対応し、かれらの行動を改めさせてくれるでしょう。また、いつでも両親に報告できるし、うまく対処してもらうことも期待できます。両親は校長や先生と連絡をとって対策を考えることができます。あなたのきょうだいをふくめ、いじめられてもいい人なんていません。おとなにこの状況を知らせることは、あなたがきょうだいとして行うことのできる、とても分別と責任感のある一歩なのです。

> 人が私の兄や障害のある人を笑ったとき、はずかしくて何も言わなかった自分がいやでした。こんなふうに感じて、はっきりと意見するのがこわいのは私だけですか？

　このような場合に何も言えないでいるきょうだいは、もちろんあなただけではありません。そして、そのあと後悔するのもあなただけではありません。大勢の中ではっきりと意見するには、かなりの勇気と強さが必要です。もしはっきりと抗議したら、自分もからかわれるかもしれないという恐怖なのでしょう！

　おそらくあるときは言えたことがあるけれど、別の機会にははずかしくなったのかもしれません。どのように応じるかは、あなたがどれだけ言いやすいかという状況によります。例えば、友だちのグループの中では言いやすいけれど、年上の10代の大勢のグループや見知らぬ人たちの中では言いにくいというように。何も言えなかったときは気がとがめたり、悲しくなったり、不誠実だと感じるかもしれませんが、あなただって人間です。そして人間はいつも完璧なわけではないのです。あなたが悪いきょうだいだというわけでも、きょうだいを愛していないとか、気を配ってあげて**いない**ということでもありません。

　もしあなたが大勢の中で発言しようと思ったら、わめいたりさけんだりする必要はありません。いくつかのことをおだやかに述べるだけでいいのです。

- 「お兄ちゃんの話し方はゆっくりだけど、それはしょうがないの。もともとそうなんだから」
- 「お兄ちゃんにはダウン症があるけど、あなたの言っていることはちゃんと聞こえてるよ」
- 「こんなに失礼なあなたにだって、お兄ちゃんはからかったりしないんだから！」

　あなたが何かを言ったときに支えてくれる友

> 何も言えなかったときは気がとがめたり、悲しくなったり、不誠実だと感じるかもしれませんが、あなただって人間です。そして人間はいつも完璧なわけではないのです。

だちがいると助かることがあります。ときには、あなたの友だちがきょうだいのために声をあげてくれたら、もっとよいでしょう。他人に意見を言うなんて、考えただけでもこわいですか？　あなたのようなきょうだいの中には、家でかがみの前に立ち、すぐに言い返す練習をしたのが役に立ったと言っている人もいます。そうすれば、あなたがそのような状況に出合ったときには、考えたセリフのどれかを試してみようと思うかもしれません。

障害のある人を侮辱する言葉を使う人たちにどう対応しますか？

　全国の多くの中学校や高校で、生徒が「ばか」「頭が足りない」など、障害のある人を侮辱する言葉を使うのは普通にきかれます。この言葉は、日常会話の中で「バカだなぁ」とか「まぬけだね」という言葉の代わりに使われることが多く、おとなでも何かを忘れたりうまくいかなかったりしたときの自分に対して使う場合がよくあります。有名な歌の歌詞にさえふくまれていることがあります。

　障害のある人を侮辱する言葉は、そのためだけに使われているわけではありません。実際、その言葉が障害のある人をマイナスの意味で連想させるなんて思ってもいない人もいます。けれども、あなたはダウン症のある人と身近に接している一個人として、その言葉で気分を害する可能性があるのです。たくさんのあなたのようなきょうだいたちからも、この話をよく聞きます。だから、もしあなたがいやな思いをしたとしても、同じ気持ちの仲間がたくさんいるのです！

　中には、だれかがそういった言葉の代わりに"ダウン症候群"や"自閉症"という言葉を使うのを耳にしたことがある人もいます。例えばある人は、クラスの友だちが"おまえ、ダウン症かなんかじゃないか？"と話しているのを聞きました。またある人は、サッカー場の観客席で同じチームの友だちが"それってすごく自閉症っぽいよね"と言ったのを聞きました。もし障害のある人を侮辱する言葉であなたが怒るなら、"ダウン症候群"という言葉を使われでもしたらもっと怒りがこみ上げるでしょう。ここには障害のある人

への否定的な意味合いがあからさまになっているのですから。

それに対して何ができますか？

> 全国のきょうだいたちが障害のある人を侮辱する言葉に対してとった対処方法の中で一番うまくいった方法は、その言葉に対してどのように感じるかを伝えることです。

全国のきょうだいたちが障害のある人を侮辱する言葉に対してとった対処方法の中で一番うまくいった方法は、その言葉に対してどのように感じるかを伝えることです。あなたは「この言葉を聞くと本当に頭にくるから、言った人をとにかくどなりつけてやりたいのよ！」と思うかもしれませんね。しかし、一番効果があって、その効果が長続きする作戦は、あなたの気持ちをおだやかに伝えることなのです。

次のように想像してみてください——バスケットボールの試合のハーフタイム中に、あなたはチームの友だちと水飲み場にいます。だれかがジョークを言い、友だちが「かなり頭がおかしいよ」と言いました。ゲーム終了後、あなたは友だちのところへ行き、「とてもいい試合だったね」そして「きみがハーフタイム中に言ったあの言葉が、ぼくにはとてもショックだったってことを言いたかったんだ」と伝えるのです。おそらくかれがわざと使ったのではないことはわかっているけれど、その言葉は、ダウン症のあるきょうだいのいるあなたをとてもきずつけたと、ただ言っておきたかったのです。無神経か残酷な人でない限り、今度かれがその言葉を口にしようとする前には、よく考えてくれるはずだと信じましょう！

親しい友だちに、そういった言葉はあなたと家族にとってうれしい言葉ではないということを伝えると、言葉の使い方に気をつけてくれるようになります。友だちが自分のボキャブラリーの中からその言葉をなくすにつれ、他の友だちの言葉も正してくれていることに気づくかもしれません。あっという間に、あなたの身近な人たちは、その言葉をだんだんと使わなくなっていくでしょう。たまに、ある生徒があなたをいやがらせるために面と向かって

その言葉を言ったとしても、友だちがすぐに割り込んで味方をしてくれるので、あなたがその言葉について語る必要がなくなります。

また、あなたがどれだけ言いやすいかにもよりますが、全国のきょうだいたちがとったいくつかのアイデアを試してみるとよいでしょう。

- ダウン症についての簡単な発表をしてもよいか、先生にたのむ。その中で障害のある人を侮辱する言葉は、人をどれだけきずつけるのか説明する。
- チームの友だちにグループ内でそのような言葉を使わないように、あなたかコーチから話すようにしてもよいか、コーチにたのんでみる。
- 新聞や雑誌でそのような言葉が不適切に使用されていた際は、編集者に手紙を書く。
- 学校新聞に記事を書く。

あなたが全世界を変えることはできないとしても、少なくとも学校内のひとにぎりの人や近所の人を変えることはでき、晴れ晴れした気分になるでしょう。

友だちといるときにどのように弟を仲間に入れればよいですか？

あなたがこういった質問をしたということは、友だちとの時間の少なくとも一部分では、弟さんを仲間に入れてあげてもいいと思っているからだと思います。そして以下のような理由からこの質問が出たのでしょう。

少しの間は弟を仲間に入れてあげたい。でもずっとはいやだ。友だちといっしょにいるのだからたまにはプライバシーがほしい！

この場合、あなたは弟さんに自分の計画を話せばいいと思います。例えば、車庫前のスペースで弟と友だちとバスケットボールをしたいと伝えましょう。でも家の中に入ったら、弟さんには他の遊びをしてほしい、と！　もし弟さんが「うん」と言いそうなら、この目安を先に伝えておくといいでしょ

う。弟さんは少しの間でもいっしょに遊べれば喜ぶでしょう。また、あなたの両親は、もし弟さんが納得しなくても、間に入ってその計画を守らせてくれるでしょう。よりスムーズに次の遊びに切り替えられるように、前もって両親に知らせておくこともできます。きょうだいを自分の友だちと遊ばせたいという気持ちはすばらしいことです。そして、きょうだいにずっといてほしくないときはそれでもいい、ということも心にとめておいてください。

　もしこの計画がうまくいかない場合や、きょうだいがあなたや友だちとずっといっしょでなければ満足しないようなら、両親に相談しましょう。少なくともあなたのきょうだいがこの状況にうまく対処できるようになるまで、今のところあなたは友だちの家で遊んだほうがよいかもしれません。

　うまくいったもう一つのアイデアは、あなたの友だちが来るときに、きょうだいの遊び相手になる友だちも呼んでおくことです。きょうだいは、あなたたちと少し遊んだ後に、自分の友だちと遊ぶことができるのです。

弟も仲間に入れてあげたいけれど、友だちがあまりいい顔をしません。

　まず、あなたの家に来るなら、友だちも少しくらいは弟さんがいっしょにいるだろうと思っておくべきです。もし友だちが弟さんといることで楽しめないのなら、弟さんが仲間に入りやすい遊びを考えましょう。そうすれば、友だちにも弟さんが問題なく仲間に入れることがわかります。また、どうすれば遊びのじゃまにならないように弟さんを仲間に入れてあげられるかだって、みせてあげられるのです。例えばアメフトをしているときに、何回かに一回、弟さんにボールをパスしてあげればとても喜ぶでしょう。毎回そうする必要はないし、それでゲーム結果が大きく左右されることもないでしょう。もし順調にいけば、次回は友だちがもっと受け入れてくれて、弟さんともっと長くいっしょにいてもいいと思うようになるかもしれません。

> あなたの家に来るなら、友だちも少しくらいはあなたのきょうだいがいっしょにいるだろうと思っておくべきです。

妹が言おうとしていることをみんなが理解できないとき、私は通訳すべきですか？

　もしあなたがこの役割がいやでなければ、妹さんはとても助かるでしょう。ときどき、幼い子どもたちは、だれかの言っていることが理解できないときに、ただじっと見つめ返し、居心地悪そうにみえますよね。妹さんの場合も、何を言っているのかあなたが伝えてあげると、子どもたちは妹さんといっしょに遊びやすくなり、妹さんもみんなと同じように考え、同じように遊ぶのだということがわかるでしょう。しかし、妹さんの言うことが理解できないのは幼い子どもたちだけではありません。10代の子どもやおとなもまた、だれかが言った内容が理解できないときには困り、どう対応すればいいのかわからないことがあるのです！　もしあなたが手伝えば、みんなも妹さんも気分がよくなるでしょう。多くのダウン症のある人たちは、そういう手伝いに感謝しているのです。

　通訳するのに一番よい方法は、妹さんに質問をする形で本人が言ったことをくり返すことです。この方法は妹さんの代わりに言ってあげるというより、言ったことの確認をしているだけのようにみえるのです。例えば、「妹は、あなたの犬をなでたいと言っているのよ」という代わりに「あぁメガン、この犬をなでたいの？」と妹さんに言うのです。これなら聞き手も会話に加わって話を続けることができるし、妹さんもあなたにじゃまされたようには感じないでしょう。

> 通訳するのに一番よい方法は、ダウン症のあるきょうだいに質問をする形で本人が言ったことをくり返すことです。

　もし妹さんがあなたに通訳されたときに怒ってしまったら、おそらく一歩引いたほうがいいでしょう。妹さんの言葉の数が増え、言葉の使い方が進歩するにつれて、あなたは妹さんが自分一人でもその状況を乗り切れるということがわかってくるかもしれません。もし話している相手に、ある言い方で表現したことがわかってもらえないときは、妹さんは別の言い方で伝えよ

うとするかもしれません。身ぶりで表現することだってできるのです。このようにして何度か成功すれば、妹さんが自分でコミュニケーションのかべを乗りこえるのを、あなたも安心してみていられるようになるでしょう。

兄が、車の運転をしたいとか、俳優になるとか、ぼくがありえないと思うことを語るときはどうすべきですか？

　学生のときはだれにでも夢があります。あなたがもっと小さかったころ、どんな夢をいだいていましたか？　NBAバスケットボールのスター選手や有名な発明家？　または、一番最初に火星にたどり着く宇宙飛行士になることでしたか？　もしくはテレビのクイズ番組の司会者ですか？　もちろん、今でも夢はあるはずですが、おそらくすでにあきらめた夢もあるでしょう。例えば、高校で化学を勉強していてきらいになったら、科学者になろうという気持ちは変わったでしょう。成長するにつれて夢は変わりますが、私たちは少し現実味のある夢はまだ手放さずにいるのです。

　あなたのお兄さんがいだく夢のいくつかは、車を運転すること、大学に通うこと、いつか結婚をすることなど他の10代の子どもがいだく夢と同じです。10代の子どもの多くがこうした夢をいつかかなえるでしょうが、ダウン症のある人たちは少し可能性が低いでしょう。それでもあなたのお兄さんは、他のみんなと同じように夢をかなえたがるでしょう。

かなえられそうな目標ですか？

　あなたのきょうだいが将来の可能性を考えるのに役立つ方法は、ゴールにたどり着くまでにどんな道のりを通らなければならないかをひととおり話してみることです。あなたのきょうだいがもう少しで16歳になり、運転を習いたいと思っているとしましょう。ハンドルをにぎって走り出す以前に、多くのことができないといけないことを知っていますね。まず、筆記試験に合格しないといけません。そして標識の意味を理解し、ウインカーを使い、アクセルとブレーキを操作し、こうしたことを全部やりながらも運転中は常

に前方の車や歩道を歩く人たち、そしてスピードにも注意していなければいけません。

あなたや両親がこうした一つひとつのことを伝えると、あなたのきょうだいは車の運転がどんなに複雑なのかがわかると思います。例えば、車に乗っているときに、お母さんかお父さんが「その道を横切った犬を見た？」「信号が赤に変わったことに気づいた？」「しっかり道路を見ていなくちゃ。ふり返って女の子なんて見てちゃいけないのよ！」と言ったりします。こうしてだれかが運転しているときに起こっていることすべてに気づかせることで、きょうだいも運転を習うのはあまりにむずかしいということに納得するかもしれません。

> あなたのきょうだいが将来の可能性を考えるのに役立つ方法は、ゴールにたどり着くまでにどんな道のりを通らなければならないかをひととおり話してみることです。

ダウン症のある学生の中には、勉強して運転免許の筆記試験に合格している人もいます。もし、くり返しトライしても合格しなければ、夢はそこで終わるでしょう。また、もしあなたのきょうだいが筆記試験に合格して、まだ運転を習うことに気持ちが向いているのなら、両親はきょうだいをシミュレーターで適性検査が受けられる、自動車安全運転センターかリハビリセンターに連れて行くことができます。そこでは親ではない別のおとなが、検査結果をもとにきょうだいに、運転に向いている、あるいは向いていない理由を説明してくれます。シミュレーターの経験だけでも、きょうだいはいかに運転がむずかしいかということに納得するでしょう。

車の運転や大学に通うこと、赤ちゃんのお守りをするというような活動の内容を細かく分解してみることは、あなたのきょうだいがやりたいことを現実的に考えるヒントになります。「あなたには絶対できっこない！」と決めつけるよりよほどよいのです。活動についての内容をすべて知らせたうえで自分で決断をさせると、自分の限界を受け入れやすくなるでしょう。化学がきらいで、自分には化学が向いてないと気づく生徒と同じようなものです！

別の目標をみつける

　夢を卒業できるように助けるもう一つの方法は、きょうだいがそれでもいいと思えるような代わりのアイデアを提案してあげることです。運転の話を例に挙げると、もしあなたのきょうだいが運転の勉強をしないのなら、代わりに私が運転してあちこち連れて行ってあげるよ、と言うことです。きょうだいはあなたといっしょにいろんなところにドライブできるならとてもうれしいでしょうし、自分で運転することなど考えなくなるかもしれません！また、バスの乗り方を覚えても楽しいよ、と提案することもできます。

　第2章でお話ししたように、より多くの地域の支援があれば、ダウン症のある人たちはこれまでできなかったことを成しとげることができます。親元をはなれて生活し、結婚し、大学に進学することが現実的なゴールになってきている人たちもいます。それは、障害のある人が利用できる大学のプログラムや、親元をはなれて暮らすために学べるような地域の支援が増えてきているからです。両親や地域のダウン症支援グループに問い合わせれば、あなたの地域でどんな支援が利用できるかを教えてくれるでしょう。

　最後に忘れてはいけないのは、運転や大学への進学、結婚のように、たとえ大半の人がするようなことができなかったとしても、あなたのきょうだいはそのままでも十分特別で、大切な存在で、「かっこいい」んだということを、本人に伝えることです。運転や進学、結婚などは、ある人にとっては大切なゴールかもしれません。でも、本当に重要なのはそれぞれのもっている力を最大限に生かせるかどうかです。あなたのきょうだいは、その存在だけで家族や学校、周囲の人たちにすでにすばらしい影響を与えているんだよ、と本人に伝えてあげてください。そして、あなたは日々学び続けるだろうし、いつかもっとおどろくようなすばらしいことをしてくれると信じているよ、ときょうだいに言ってあげましょう。

> 兄が、高校のチアリーダーの中で一番かわいい女の子に恋をしました。兄が「やぁ！」と言うとその子がほほえみ返すので、自分の「彼女」だと思っています。兄をきずつけないようにするにはどうしたらよいですか？

　もしあなたが10代ならば、デートをすることがどれだけ大変かを知っているでしょう。普通はかわいい女の子やハンサムな男の子に恋をしますが、デートができるようになるとは限りません。恋をしているとき、もしくは恋をしていると思ったときには、簡単にきずついたり失望したりします。それでも障害のない人たちは、だれを好きになるのか、だれなら自分を好きになってくれそうかということを、もっと現実的に考える人が多いのです。だれが現実的な相手なのかがわかるようになるには、高校、大学生活を通して何度も恋をしたり経験を重ねたりすることが必要です。

> きょうだいが悲しがったり、失恋でつまずいたりしてしまったら、よく聞いてあげましょう。

　ダウン症のある10代の子どもたちは、常にそれほど現実的というわけではありません。かれらは自分が好きになるタイプがわかっています。それは一番かわいい女の子や一番すてきな男の子なのです。そしてダウン症や他の障害のあるだれかにひかれることはないかもしれません。けれども年を重ねるにつれ、自分たちの仲間により興味をもつようになり、そこで、いい友だちやデートをする相手を見つけるようになることが多いのです。

　あなたのきょうだいが、かわいいチアリーダーを見て目をキラキラかがやかせているときには、あの子かわいいね！　と言ってあげるとよいでしょう。しかし、彼女には「彼氏」がいることや、もうすぐ大学に進学して、ここからはいなくなってしまうことも伝えなければいけません。また、きょうだいのクラスや参加しているグループにもかわいい女の子がいることに気づかせてあげることもできます。あなたのきょうだいが悲しがったり、失恋

でつまずいたりしてしまったら、よく聞いてあげましょう。あなたが失恋して落ち込んでいたときの経験も話すとよいでしょう。あなたがそれを乗りこえて他にもっとすてきな人を見つけたこと、あるいは、少なくともこれからすてきな人が見つかると思っていることを伝えることができます！

　上記の方法をすべて試し、それでもきょうだいが断固としてチアリーダーをデートにさそおうとしていたら、やりたいようにやらせてあげるしかないでしょう。一度決心してしまったものは、もう本当に止めることなどできません。でも、もしあなたのきょうだいが失望して帰宅したときは、こころよく支えてあげてください。私たちが人生で学ぶ多くのことは、苦い経験から学ぶのだということを覚えておいてください。いい気分の中に少しの痛みと悲しみが混じった経験から学ぶのです。きょうだいにもそうして学ばなければならないことがあるのです。つらい経験をしたなら、さらにいい勉強になるでしょう。

引っ越した後の新しい高校で、姉にダウン症があることをまだだれにも話していません。会話の中でどう話題にしたらいいのかわからないのです。どのように話せばよいのでしょうか？

> 目立ったちがいが家族になくたって、新しい環境になじむのは十分大変なことです。

　あなたが新しい環境に入って友だちを作ろうとしているとき、ダウン症のあるきょうだいがいることは、初めに話したいことではないかもしれませんね。目立ったちがいが家族になくたって、新しい環境になじむのは十分大変なことです。また、あなたが興味のある絵や好きな音楽、スポーツなど、新しい友だちと話すことは他にもたくさんあります。

　しかし問題なのは、これまでお姉さんのことを会話には出してこなかったけれど、永遠にお姉さんのことをかくしておくつもりではなかったということなのです！　では、どこから始めましょうか？　今何かを言うことは大きな危険をおかすことになるとあなたは感じているかもしれませんね。そこ

で、いくつかのアイデアを挙げてみましょう。

障害についての話題を出すことから始める

　会話の中やクラスでの討論の中で、障害を話題にすることから始めてみましょう。もし理科や保健、歴史の授業中にできるのなら、ダウン症候群やその他の障害に関する研究課題を行ったり読書感想文を発表したりしましょう。他の答えの中でも私たちがお伝えしたように、いい情報を提供すると、みんながさらに偏見がなくなり、ちがいについて受け入れやすくなるのです。特にあなたの友だちの反応をみてください。

他の障害のある人たちについてコメントをする

　例えばあなたがあるダウン症や他の障害のある人をショッピングモールでみかけた際には、好意的なことを言ったり、友だちに少し情報を伝えてあげたりしましょう。例えば、ダウン症のある女の子が友だちと笑い合っているのをみかけたら「あの女の子たちはとても楽しそうね！」というようなことを言ってみましょう。そうすれば、きっと友だちも興味をもってくれるでしょう。その一方で、障害のある子どもがショッピングモールでかんしゃくを起こしているのを見たときには、二つの方法があります。無視して、友だちが気づかないことを期待すること。または、「きっといやな1日だったんだろうね。私の昨日の数学のテストの後みたい」と、当たりさわりのないことを言うのもよいでしょう。

　そして、友だちの反応に耳をかたむけてください。友だちが否定的なことを言うようなら、その他のありのままの情報も伝えてみましょう。また、もし好意的な返答があったのなら、別の機会にもちがいについての話をもち出してみましょう。それもうまくいったなら、大きく一歩ふみ出してあなたのきょうだいのことについて話してみるのもいいでしょう。あなたがもっと早く話さなかったことに、友だちはショックを受けるかもしれません。そうしたら、ここは正直に、新しい学校でどう受けとられるのかわからなかったから、と伝えるといいでしょう。

学校でボランティアをする

　もう一つの方法は、学校で障害に関連したクラブに入ったり、障害関連のイベントのボランティアをしたりすることです。いくつかの学校には、障害のある子どもと障害のない子どもがペアとなって活動するベスト・バディーズ（Best Buddies）という地域サポートクラブの支部やスペシャルオリンピックスのボランティアをするクラブ、また障害者団体のために資金集めのイベントを行っているところがあります。もし友だちもそれを手伝うと決めてくれたらさらによいでしょう。そうでなければ、ちがいのある人たちに対してもっと好意的な新しい人たちに出会えるはずです。また、障害のあるきょうだいがいる他の生徒にも出会えるかもしれません。この経験はまったく新しい友だちの世界を広げてくれることがあります。

友だちを家に呼ぶ

　もう一つの方法は、友だちをあなたの家に招くというものです。友だちに前もってダウン症のあるきょうだいのことを言っても、言わなくてもいいでしょう。多くの10代の子どもたちは友だちを家に呼んで、ダウン症のあるきょうだいがいることに「それがどうかした？」という態度をとります。先にきょうだいの障害について説明するよりも、まず会ってもらって友だちがありのままを受け入れてくれるかどうかをみたいと思うのです。

カウンセラーに話す

　高校や中学校には、よい聞き手となってくれるソーシャルワーカー[*6]かカウンセラーのいる相談室があることも覚えておいてください。かれらはあなたが問題を解決するときに力になり、またあなたの取り組みを支えてくれるでしょう。

友だちを信じて、最悪のことを考えてはいけません。

　どの方法を選んだとしても、最悪のことになったらとあなたは心配でしょう。しかし本当の友だちならあなたのことを気にかけ、きょうだいのことを

知ったせいであなたをきらいになるはずはありません。おそらく友だちもあなたのきょうだいに会うことや、ダウン症候群についてもっと学ぼうとさえするかもしれません。解決するのは簡単ではありませんが、運がよければ、友だちの反応にうれしいおどろきを感じることができるでしょう。

> *6 ソーシャルワーカー：困っている人、不安をかかえている人の相談にのり、いろいろな専門家や機関と協力して、みんなが安心して生活できるように環境を整えてくれる人です。日本では「社会福祉士」や「精神保健福祉士」という資格をもっている人をソーシャルワーカーと呼ぶことがあります。また、地域によっては、学校にスクールソーシャルワーカーがいるところもあります。

まとめ

- 周りの人があなたのきょうだいをじろじろ見ていることを、あなたはとても意識しているかもしれませんね。しかしいつも悪いほうへと考えるのはやめましょう。時として人がじろじろ見るのは、何かちがいに気づいてただ興味があるのか、もしくはかれらの家族にも障害のある人がいるからなのかもしれません。

- 人がダウン症のあるだれかをからかったとき、あなたは障害のある人についてかれらに教えることで助けることができます。学ぶのはゆっくりかもしれないけれど、かれらにも心があり、自分なりにベストをつくしているということを伝えるべきです。

- 他人のからかいに対して声をあげにくいときには、自分を責めないでください。あなたはきょうだいに不誠実なのではなく、ただそのグループの雰囲気が苦手なのです。1対1で話をしたり、ダウン症についての事実をおだやかに話すほうが伝えやすいものです。

- もしあなたのきょうだいをくり返しからかうグループがいるなら、状況を変えるために両親や先生に助けを求める必要があるかもしれません。

- だれかが障害のある人を侮辱する言葉を使ったとき、あなたは感情が爆発しそうになるかもしれませんが、おだやかに自分の気持ちを伝えるのがもっとも効き目があります。そのひどい言葉であなたがどれほど不快な思いをしたか友だちに伝えましょう。やがて友だちは、その不快な言葉を使うことをやめ、他の人にもボキャブラリーからなくすようにと教えるのを手伝ってくれるでしょう。

- あなたにダウン症のあるきょうだいがいることを知らないだれかといるときに、そのことを話題にもち出す一つの方法は、障害についてのいろいろな話をすることです。いくらか真実を伝えて、その人の反応をみましょう。そうすれば気楽にきょうだいの話題をもち出すことができるようになるでしょう。

6 回り道
気持ちの整理

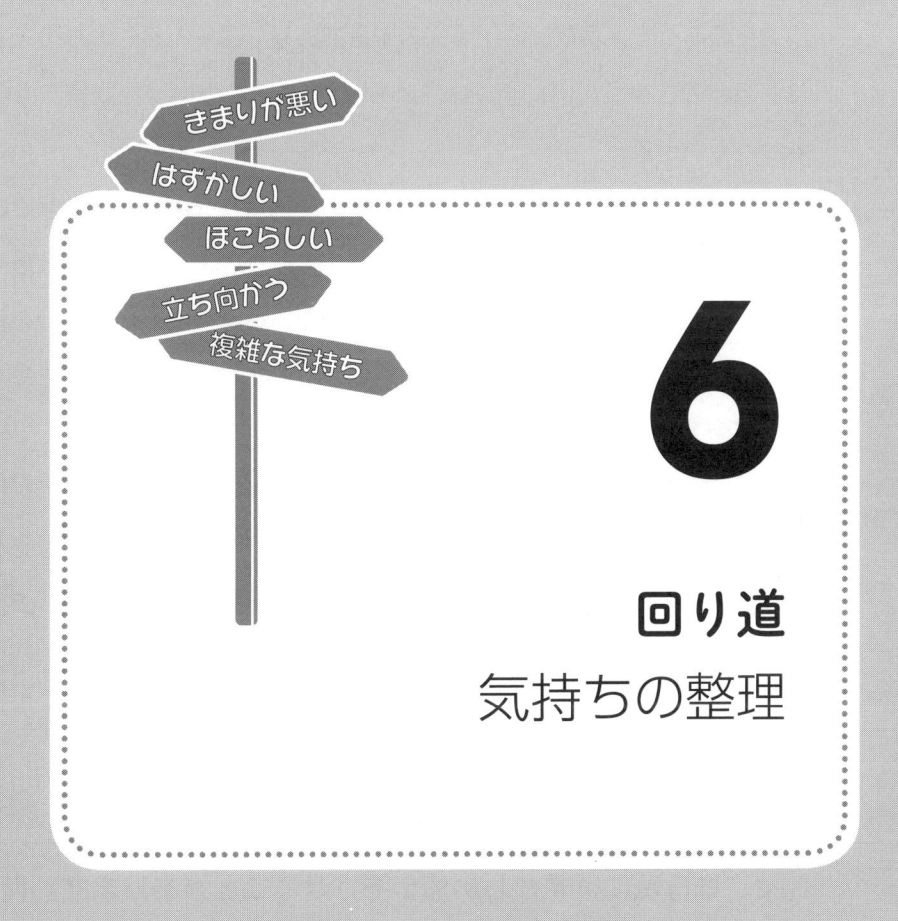

- きまりが悪い
- はずかしい
- ほこらしい
- 立ち向かう
- 複雑な気持ち

あなたがダウン症のあるきょうだいにいだいたことのある気持ちをすべて書き出したとしたら、そのリストの長さにおどろくことでしょう！　書き出した気持ちの中には温かくてすばらしいものもあれば、まったく逆のものもあるかもしれません。そのリストにはおそらく良い感情も悪い感情も、そしてみにくい感情も含まれているでしょう。こうした気持ちのどれもが、ダウン症のあるきょうだいのいる人の本音であり、よくあるものなのです。実は、自分のきょうだいに障害がない人たちも、こういった気持ちの多くを味わっています。

　この章は、自分の気持ち、特にやっかいな気持ちをよりよく理解できるように書かれています。アメリカ全土から集まったきょうだいたちとたくさん話をし、私たちに語ってくれた気持ちの中で一番よく出てきたものを取り上げました。そして、こうした気持ちにどう対処すればいいのか、その方法についてのアイデアもいくつか紹介しています。この章を読み終えた後、いろいろな感情をもつことはいたって普通のことなのだ、ということがわかってもらえるといいと思います。人の気持ちはその時々で変わるものです。いずれ消え去る気持ちもあれば、あなたがきょうだいと接していくうえで、ずっともち続ける気持ちもあるでしょう。時とともに、あなたはきっと、プラスの気持ちをしっかりと胸にいだいて、よりやっかいな気持ちに対処できるようになると思います。

時々、妹は私にはずかしい思いをさせることがあります。何かいい方法はありませんか？

　いくつになっても、きょうだいにははずかしい思いをさせられることがあるものです。それはダウン症があってもなくても同じです！　教会できょうだいの行儀が悪いと、あなたは穴があったら入りたい気分になります。また、あなたが恥をかいたときのことを、友だちみんなの前で言いふらすような10代のきょうだいがいれば、家出したい気分にもなるでしょう。きょうだい関係には、はずかしい思いをするようなことが一つや二つはつきものな

のです。

　でも、ダウン症のあるきょうだいがいる場合、あなたは周りの人の反応をもっと意識しています。きょうだいがあなたを困らせるのは、きょうだいの行動のせいですか？　それともただ単に障害があるからでしょうか？　周りの人があなたのほうを見るのはどうしてなのかと思うときはありますか？

　それは、きょうだいが教会でさわいでいるからなのでしょうか。それとも、きょうだいがさわいでいて、そのきょうだいにダウン症があるからなのでしょうか。周りの人があなたたちに注目しているのは、きょうだいの行動と外見が重なったからですか？　それとも、ダウン症があるというだけで、よけいに人目を引いてしまったり、はずかしい思いをしてしまったりしているのでしょうか？

　こんなとき、あなたはきょうだいがダウン症でさえなかったら今より気楽な人生なのに、と思っているかもしれません。たいていのダウン症のあるきょうだいをもつ人は、時々そんなふうに感じます。あなたはただ「普通の」家族の一員になりたいのです。家庭がちがうことで周りから目立ちたい人なんていません。10代を生きるというのは、何か普通とちがったことがあって、よけいに人目を引くことがなくても、それだけでとても大変なのですから。

　きょうだいが行儀よくしているとき、あなたはきっとほっとしているでしょう。でも一方で、あなたはきょうだいが今にもまたはずかしいことをするのではないか、と気が気でないかもしれません。あなたからしてみれば、周りの人がきょうだいの存在やきょうだいにダウン症があることに気づかないほうが気が楽なわけです。でも妹さんがさわいだり行儀が悪かったりすると、怒りやはずかしさがいっぺんにわき上がってくるでしょう。それでは、こういったはずかしいなと思うごく**普通の気持ち**にはどう対応すればいいのでしょうか？　ここにいくつかアイデアを書いてみました。

■　きょうだいというものはだれでも、時々ははずかしい思いをさせるものだということを覚えておいてください。これは、障害のないきょうだいでも同じです。はずかしいという気持ちはきょうだい関係にはつきもの

だということを知っておくと、気持ちが少し楽になるかもしれません。

■ もし、あなたのきょうだいの行儀がよいのに、ダウン症があるというだけであなたがはずかしいと思う場合は、多くの人は注目さえしていないんだからと自分に言い聞かせてみてください。大きくなれば、あなたはきっとこういうことをあまり気にしなくなるでしょう。そして多分、もっと気持ちが楽になり、他の人がきょうだいの診断名をどう思うかなんてあまり気にならなくなるでしょう。

■ もし、あなたのきょうだいの行動がその場にふさわしくないなら、きょうだいが良い行動をしたときに、両親とあなたでほめてあげてください。そうすれば外出したときにも、みんなからよく思われるようにがんばるようにするでしょう。またこの方法は、注目を集めたいがために行う行動を最小限におさえるのにも役立つかもしれません。普通は、良い行動にいい意味で注目してあげるほど、その良いふるまいを続けるようになるのです。

■ これから問題が起こりそうなときはどう対応したらいいか、前もって両親に相談してみてください。例えば、妹さんがあなたのバスケットボールの試合に来る場合、何か問題を起こさないかよく見ていて、と両親にたのんでおきましょう。両親はきょうだいがチアリーダーの真似をし始めたり、タイミングの悪いときに大声であなたを応援したりしたときに、何か他のことをさせたり、体育館の外に連れ出すことができます。事前に考えておけばよけいなストレスは減らすことができるのです。

■ どんなことであれ、きょうだいがあなたにはずかしい思いをさせるようなことをしないよう、両親と力を合わせてきょうだいの気をそらしましょう。話題を変えたり、きょうだいに何か他のことをしてみたらと提案したりすれば、はずかしい思いをしなくてもすむかもしれません。あ

なたがきょうだいと年齢が近いか年上の場合は、おそらくきょうだいはあなたを尊敬しているはずです。その場合、あなたの影響力を使ってきょうだいに協力してもらったり、あなたの提案に従ってもらったりすることができます。

■ こうしたことがどれもうまくいかなかったときは、少しの間だけでも一息つく時間を作って、はずかしい状況からぬけ出す道を見つけましょう。例えばレストランで、注文した料理がまだ出てこないと言ってきょうだいがさわぎ出した場合、静かになるまでの少しの間、あなたはトイレに行くといいでしょう。このようにちょっとその場からはなれることで、きょうだいの真横に立って注目を浴びなくてもすみ、リラックスでき、また、きょうだいにも落ち着くための時間を作ることができます。もちろん、こうすることができるのは、家族がいっしょにいるときだけです。もし、きょうだいと二人きりだった場合は、その場をはなれるという手は使えません。これは最後の手段としてのみ使いましょう。他のもっとよい方法が使えそうなら、そちらをやってみるようにして、その場からはなれる方法が習慣にならないようにしましょう。

■ 知らない人たちの中にいるときは、もうその人たちと二度と会うことはないんだから、と自分に言い聞かせてください。そうすれば、他の人がどう思うか気にならなくなり、ストレスを減らすことができます。

私は妹を守らなくちゃいけないと思っています。この気持ちをなくすにはどうしたらいいですか？

あなたの妹さんが小さな赤ちゃんでも、もう少し大きい10代であっても、あなたが妹さんを守る必要があるように思うのは、めずらしいことではありません。あなたは妹さんといっしょに住んでいるので、妹さんの長所も、必要なこともとてもよくわかっています。妹さんがとても社交的でいろんなこ

とができたとしても、安全に過ごし、物事を達成するためにはいくつになっても特別なアドバイスが必要であると感じているのでしょう。

あなたのようなきょうだいは、ダウン症のあるきょうだいを心配して、さまざまな理由で守る必要があると感じています。ここでは、私たちがこれまでに聞いたきょうだいの声を少し紹介します。

- 「妹は5歳だけど、上手におしゃべりができません。ショッピングモールで迷子になっても、自分の名前や住所を伝えられないだろうと思うととても心配です」
- 「お兄ちゃんはすぐ人を信用してしまいます。危険かもしれないとは思わないので、だれにでもついて行ってしまうでしょう」
- 「私のお姉ちゃんは玄関から、だれにもないしょで散歩に行ってしまいます」
- 「弟は歩けるようになったばかりなので、よく転んでしまいます。弟がひどいけがをしないかとても心配です」
- 「朝、私は妹といっしょに妹の教室まで行ってあげたいんです。そうすれば、妹が無事に教室で過ごせるからです。妹は一人で行きたがるけれど、私はいっしょに行ってあげたほうが気が楽なんです」

たとえあなたがダウン症のあるきょうだいより年下だとしても、さまざまな点であなたは年上のようにふるまうことになるでしょう。おそらくあなたのほうが責任感が強く、いろんなことができるので、ついきょうだいの世話をしてしまうのです。きょうだいがいないときでさえも、きょうだいが何をしているのか気になるかもしれません。そういう気持ちはいつもあなたの心の片すみにあるかもしれません。ほとんどのきょうだいは保護する役割を真剣に受け止め、その気持ちを成人期までもち続けるのです。その気持ちをなくすことは簡単ではないし、心配することを完全に止めてしまうこともできないでしょう！

ほとんどの場合、両親はきょうだいを守ってあげたいという気持ちに感謝しています。でも、いつ、どこで助けたらいいかを知っておくことが重要です。あなたがいつも側にいて助けてあげられるからといって、きょうだいが

自分にたよりきりになることは望んでいないでしょう。また、常にきょうだいの行動をチェックしたり、個人的なことに首をつっ込んだりして、プライバシーを守らなくなったりするのもいやでしょう！　過保護になりすぎることで問題が起きる場合もあります。ではどうしたら過保護をやめ、本当に必要なときだけきょうだいを助ける方法を学ぶことができるでしょうか？　いくつかの状況をみてみましょう。

> ほとんどの場合、両親はきょうだいを守ってあげたいという気持ちに感謝しています。でも、いつ、どこで助けたらいいかを知っておくことが重要です。

あなたのきょうだいはもっと自立しなければならない

　おそらく、あなたの両親はきょうだいがもっと自立できるように助けようとしているでしょう。もっと自分のことを自分でする練習をさせたいと思っています。でも、あなたがいつも側にいて、きょうだいに手を貸してしまいます。また、あなたがああしろ、こうしろと指図ばかりしていると、きょうだいはうんざりするでしょう！

　おそらくあなたは、きょうだいを手伝ってあげることにあまりにも慣れてしまっていて、やめることができなくなっているのでしょう！　でも、あなたは両親ときょうだい、両方の気持ちがわかります。ここが、両親が相談にのれるところなのです。両親が、きょうだいにはもっと自立できる能力があると考えているのなら、それだけの理由があるにちがいありません。それを説明してもらいましょう。きょうだいに何を教えているのか、それをどのようにして少しずつ達成させようとしているのかを。

　そしてもし、あなたにそこまでの道のりがイメージでき、またその理由が理解できたなら、過保護な姉や兄から、きょうだいの応援隊第1号へと変身できるかもしれません。きょうだいが新しいこと、例えば初めて歩けるようになる、自分でバス停まで歩く、初めての仕事にタクシーで行くことなど、そんなことができるようになったとき、あなたは過保護をやめてよかったと思うでしょう。

両親はあなたの考えには喜んで耳をかたむけてくれると思いますが、きょうだいがどれだけの助けや保護が必要かを最終的に決めるのは両親です。

あなたは責任をたくさん背負いすぎている

　この場合、あなたはおそらくよけいな責任をたくさん背負いすぎていて、ストレスを感じているでしょう。自分の友だち関係のことや放課後の行事、宿題をこなしつつ、そのうえことあるごとに、特に学校できょうだいの様子をみるのは大変なことです。

　では、いつ、どのように、きょうだいを守ればいいのか考えてみてください。もしあなたが側にいてきょうだいを助けられなかったら、きょうだいはうまくやっていけるでしょうか？　でも、たとえ何度か失敗したとしても、きょうだいにチャレンジさせてあげる必要があることを忘れないでください。人生の最高の教訓のいくつかは失敗やまちがいから生まれるものです。そして、たくさんの心配事を解決し、その大部分の責任を負うのは、あなたではなく両親であるべきです。あなたはきょうだいの親ではないことを忘れないでください。あなたのきょうだいが必要としているのは、きょうだいなのです！

　あなたが感じているストレスについて両親と話し合ってみてください。両親は、あなたがきょうだいを心配することと責任を感じすぎることとのバランスをとる手伝いをしてくれるでしょう。また、学校のカウンセラーや信頼できる先生、親せきの人と話してみましょう。きっとあなたの余分なストレスに対して、いい解決方法を見つけてくれるでしょう。

両親があなたにたより過ぎている

　この場合、両親がきょうだいのことであなたにたより過ぎていると思っているのですね。きょうだいを助けたいとは思っているけれど、そこまでやらなくてはいけないとなるといやなのですね。

　もしそうなら、今こそ両親とおたがいの本音を話し合うときです。両親は、あなたがこの役割をつらいとは思っていないと思っているかもしれないし、

プレッシャーを感じていることに気づいていないかもしれません。でもおそらく、あなたの悩みを少なくするために喜んで状況を変えてくれるでしょう。例えば、あなたがきょうだいよりも先に帰って、お母さんが仕事から帰ってくるまできょうだいの面倒をみているとしましょう。でも、あなたは今まで両親の代わりに家にいたために、放課後のクラブ活動やスポーツに参加することができず、そのことに不満をもち始めていたとします。このことがいやになってきたと伝えれば、両親はスケジュールを調節したり、子どもたちの世話をしてくれる人を時々やとったりして、あなたに自由な時間を作ってくれると思います。

　両親は、あなたの心がよめる超能力者ではありません。あなたが口に出さなければ、あなたがいやだと思っていることがわからないのです。もし両親にこの話をもち出すのに気が引けたり、両親が代わりの方法を考えつかなかったりしたら、親せきやスクールカウンセラーや先生に話してアドバイスをもらいましょう。

弟にはどんな未来が待っているのか、心配です。私は何をすればいいのでしょうか？

　どんな人の将来も予測することはできません。それは、ダウン症のある人だって同じです。未来をのぞいて何でも言い当ててしまう魔法の力をもった人はいないのです！　この本の最初のほうに書いたように、ダウン症のある人は、みんな一人ひとりちがっています。それぞれが自分の得意なことと苦手なことをもっています。あなたのきょうだいがまだ小さければ、おとなになったときに何ができるようになっているかを知ることは、特にむずかしいものです。でも、きょうだいがもう中高生になっていれば、将来どんなことが可能なのか、もっと予測がつきやすいかもしれませんね。

　親の中には、卒業後にさらに訓練をする場所や就職先、どのように住むかなどをすでに考えて準備している人もいるでしょう。「同意書（レター・オブ・インテント）」という正式な計画書さえ用意している親もいるかもし

れません。この計画書はあなたのきょうだいの能力を理解したうえで、きょうだいにはどんなことができそうか、両親の希望的な見通しが書かれています。でも、このような正式な書類を用意していなくても、両親はきっとこういったことをたくさん考えてきているでしょう。だから、あなたの心配を減らす一番良い方法は、両親と話すことです。どんな見通しがあって、どんな計画を立てているか、あなたに教えてくれるでしょう。

> きょうだいの将来について心配し、計画を立てることは両親の責任であることを心にとめておくと、とても気が楽になります。

きょうだいの将来について心配し、計画を立てることは両親の責任であることを心にとめておくと、とても気が楽になります。あなたは両親の考えの大部分に賛成でも、自分なりの考えもあって両親に伝えたいと思うかもしれません。きょうだいが10代で、あなたがいっしょに過ごす時間が長いなら、きょうだいがどんなことに興味があるか、かなりよく知っているでしょう。また、あなたには、きょうだいがクラスの友だちやあなたの友だちとどのように人付き合いをしているかをみているという強みもあるかもしれません。だから、もしかしたら両親より状況がよくみえていたりするかもしれないのです。

あなたはきょうだいがおとなになったとき、両親が思っているよりもっといろんなことができるようになると思っていますか？ あるいは学校の様子から、きょうだいはある社会環境の場面ではうまくいかないこともあるだろうと心配していますか？ あなたの意見を両親に伝えてみてください。あなたの意見や心配なことを聞いたら、両親は社会環境に対処するための訓練がもっと必要だとか、他の種類の仕事を探さないといけないとか考えるかもしれません。

きょうだいがまだ小さいなら、ダウン症のある人がおとなになったらどんなことができるようになるのか、両親と話をしてみましょう。あなたときょうだいの年齢がとてもはなれているなら、きょうだいが高校に入学するとき、すでにあなたはだいぶ前に卒業している、ということもあるでしょう。そうするとあなたはその場にいないので、きょうだいの様子を見て必要なと

きに手を貸すことができないことが考えられます。これがまた心配の種になるかもしれませんね！　そういうときもやはり、あなたの考えを両親に話してみましょう。両親は大変な問題を解決するためにいるのですし、必要なときには解決策を見つけられるから、と言ってあなたを安心させてくれるでしょう。

　また、将来あなたのきょうだいに対する役割がどんなものになるのか、両親ともっと話し合うこともできます。このことについてもっとくわしい話は第8章を読んでください。

時々、兄ができないことを私ができてしまい罪悪感をもってしまいます。これは普通ですか？

　このように感じることは、以下の理由からいたって普通のことなのです。

- たぶんあなたはいろいろなことが簡単にできますが、ダウン症のあるきょうだいはどんな小さなことでも一生けんめい努力してやっていますよね。
- あなたのきょうだいはいつもあなたのやることを真似しようとしています。きょうだいはあなたがいつかできるようになることを何でも、自分もやるんだと言ったりします。学校の野球のチームでホームランを打つとか、車の運転をするとか、あなたがきょうだいにはできるようにはなりっこないと思うことまで。
- きょうだいが障害をもっていることを、あなたはかわいそうに感じているかもしれません。そしてあなたは、あなたには手に入る自由や「普通の」生活を得ることが、きょうだいには決してできないだろうことも知っているでしょう。
- あなたのきょうだいは、あなたのすることを何もかもとても自慢に思っています。だからこそ、なおさら申し訳なく感じてしまうのです！

■きょうだいがダウン症でなかったらどうだっただろうかということが、あなたにはイメージできるのでしょう。または、人生の偶然のいたずらに思いをはせ、なぜきょうだいがダウン症で、あなたがダウン症でないのだろうと思ったりするかもしれません。

> あなたのきょうだいには、あなたにできることはできないかもしれませんが、他の人にはないかれだけの才能があるのです。

このような考えが少しでも頭の中にうかんでいては、罪悪感を取りのぞくことは実際にはむずかしいものです。でも、罪悪感をもったからといって何かが変わるわけではありません。あなたのきょうだいにはダウン症があり、それはこれからも変わることはないのです。きょうだいにダウン症があるのは、だれのせいでもないし、ましてやあなたのせいなどではありません。それにあなたたち二人とも、それぞれ長所、短所があります。あなたのきょうだいには、あなたにできることはできないかもしれませんが、他の人にはないかれだけの才能があるのです。

　自分ときょうだいを比べるよりも、きょうだいをありのままに見てごらんなさい。あなたはきょうだいが、障害のある子どもたちのための野球チーム「チャレンジャーリーグ」や、スペシャルオリンピックスのチームメイトより野球がうまいことを、本当はほこりに思っているのではありませんか。あるいは、きょうだいが授業でよくできる生徒だったり、中には障害のない生徒に引けをとらない科目さえあったりすることをほこりに思っているのではないでしょうか。また、あなたはきょうだいが、コミュニケーションのためにサインをいくつか使い始めたことをうれしく思っているだろうし、それがきょうだいにとってとても大きな成果だということもわかっているはずです。それに、あなたのきょうだいは本当におもしろくて、みんなを笑わせる方法を知っているのではないでしょうか。きょうだい自身が、本人の達成できたことや才能に自信がもてるようになれば、あなたそっくりになろうとすることが、きょうだいにとって以前ほど大きな意味をもたなくなるでしょう。

あなたがほんの少し罪悪感をもったとしても、やりたいことをがまんしなくてもいいのです。もし、きょうだいをいやな気分にさせるからといって、あなたがスポーツチームの入団テストや学校劇のオーディションを受けないことに決めたとしたら、それは自分に対して公平でないことになります。あなたは結局、後で苦々しい気持ちになり怒りを感じてしまうでしょう。そうなったら、あなたときょうだいの関係にとっても良いこととはいえません。

　だれもが、独自の才能をもっています。私たちの仕事はそれを最大限にのばすことです。例えば、大学にいくことがあなたの能力を発揮するのに一番良い方法だとしたら、それに対して、職業訓練施設に入ることがきょうだいの才能を生かすためのもっとも良い方法かもしれません。あなたたちはそれぞれがただ一人の、まったくちがう存在なので、きょうだいにできないことを心配してただ時間を使ったりしないほうがいいでしょう。その代わりに、きょうだいの成功とあなたの成功を喜び合いましょう！

実は、弟にダウン症があってよかったと思うことがあります。そうじゃない人生なんて考えられないから。これっていいの？

　あなたが今、自分の人生に満足していてもいなくても、あなたのきょうだいがダウン症をもっていなかったらどうだろうと想像するのはとてもむずかしいでしょう。たしかに、あなたのきょうだいのことで、あなたの人生がややこしくなっているとは感じることはあるかもしれません。でも、きょうだいの障害に関することが何もかもなかったらと想像すると、おそらく多くの良いこともいっしょに消えてしまうでしょう。今とはちがう友だちと付き合っているかもしれないし、家族で経験したたくさんの出来事も同じように変わってくるでしょう。また、あなたの性格もまるごとちがっているかもしれません。例え

> きょうだいの障害に関することが何もかもなかったらと想像すると、おそらく多くの良いこともいっしょに消えてしまうでしょう。

ば、今のあなたのように感受性が豊かでがまん強くはないかもしれません。そして、人生で何が本当に大切なのかをいろいろ学んできたことも、もしあなたのきょうだいにダウン症がなかったら、まだわからないままか、あるいは少なくともこんなに早くには気づかなかったかもしれません。

　ダウン症のあるきょうだいがいることで、少しいいこともあることに気づくかもしれません。きょうだいには学習に困難があるので、あなたは家族の中で勉強ができる生徒、最高のスポーツ選手とみなされているでしょう。また、友だちや先生はみんな、あなたが障害にくわしいと思っているので、障害について質問があるときには情報を求めてあなたのところに来るでしょう。きょうだいをだしにして良い思いをすることで少し罪悪感をもったとしても、こうして注目を集めるのは悪くない気分かもしれません。では特典についてはどうでしょう？　あなたの家族は遊園地で並ぶ必要がないかもしれません。また、きょうだいが簡単に友だちを作るタイプだったら、あなた自身も人との出会いの機会が広がるのです！

　今とはちがっていたかもしれないことをあれこれ考え始めると、あなたの人生は今のままでいいのだという結論に達するかもしれませんね。きょうだいにダウン症があってよかったと思うのはまちがったことではなく、あなたがそれを申し訳ないと思う必要はありません。

・・・・・・・・・・・・・・・・・・・・・・・・・・・・・・・・・・・・

私の姉ができないことをいろいろ考えると、姉がかわいそうになったり悲しくなったりします。この気持ちをどうしたらいいですか？

・・・・・・・・・・・・・・・・・・・・・・・・・・・・・・・・・・・・

　くり返しますが、あなたがきょうだいをかわいそうに思うのはいたって普通のことです。あなたはきょうだいを心配して、きょうだいが苦労している姿は見たくないし、できることが限られている様子は目にしたくないのです。もしきょうだいに重い病気があったり手術が必要だったりしたら、とりわけ悲しい思いをするかもしれません。

　では、どのようにあなたの悲しい気持ちを乗りこえることができるでしょ

う？　答えは、先ほどの質問にあった罪悪感についての話と似ています。次の考えを検討してみましょう。

- きょうだいができないことを考える代わりに、**できること**すべてに注目してみましょう。限界があるにもかかわらず、きょうだいにはたくさんのことができます。きょうだいはきっと、絶対にできないとあなたが思っていたことを成しとげて、あなたをおどろかせたことが何度もあるでしょう。

- あなたのきょうだいは一生を通じて学び続けるということを忘れないでください。時間は人よりかかるかもしれませんが、それでも今できないことも、いつの日かできるようになるでしょう。

- あなたのきょうだいの人生をきょうだい自身の目を通して見てください。きょうだいの目には、他の人には見えている限界がうつっていないでしょう。きょうだいはおそらく前向きな見方をしていて、やりたいことは何でもできると思っているでしょう。時には落ち込むこともあるかもしれませんが、きょうだいは、それでもなお自分をかなりすごい人だと思っている可能性が大きいのです！

> あなたのきょうだいの人生をきょうだい自身の目を通して見てください。きょうだいの目には、他の人には見えている限界がうつっていないでしょう。

- きょうだいの将来についてどう考えているか、両親と話し合ってください。あなたの想像よりずっと前向きな構想を話してくれるかもしれません。両親はまた、きょうだいにはどんな才能があり、どんなことを成しとげてきたかにあなたが目を向けられるよう手伝うことができるでしょう。

- 時には、ダウン症のあるきょうだいのいる人たちと話をするのもよいでしょう。かれらはたぶんあなたと同じ気持ちをたくさん経験していて、役に立つ解決方法を紹介してくれるかもしれません。きょうだいの会に参加することを考えるのもよいでしょう。もしあなたの住んでいる地域にそういった会がない場合は、同じ地域にあなたと同年齢のきょ

うだいがいる家族を見つけられないか両親にたずねてみてください。

私は妹をほこりに思っています。どうしたらこの気持ちを他の人に伝えられますか？

妹さんについて伝えたいことはたくさんあるでしょう。おもしろい冗談を言うこと、練習しているクラリネットの曲のこと、バレエの動きなど…。でも、他の人は興味があるでしょうか？　あなたは妹さんが最高の自分になれるようにとても努力していることを知っていますが、他の人が妹さんの小さな成果をすごいと認めてくれるかどうか、自信がありません。スペシャルオリンピックスのバスケットの試合で、妹が生まれて初めてフリースローをしたといってあなたが喜んだら、あなたの友だちは変だと思うでしょうか？

あるいは、まちがいだらけの文字だったとしても、妹が全部自分で書いた誕生日カードをくれたの、と友だちに自慢したとしたら？

ほとんどの場合、あなたの友だちはあなたが興奮していることが声でわかって、あなたといっしょにほこらしい気持ちになってくれるでしょう。友だちは、あなたと妹さんを知れば知るほど、こういった成長を感じられる小さな出来事がいかに大切かを理解してくれるでしょう。

新しく友だちになった人や、あなたのきょうだいをよく知らない人のために、次のように説明することもできるでしょう。「ダウン症のある人は、○○をすることが本当にむずかしいのです。だから私は、一生けんめい努力して、ついにはできるようになってしまうきょうだいをほこりに思っています！」と。あなたがこのように友だちに伝えれば、友だちにはあなたがどんなに喜んでいるか、またそれが本当にすごいことなんだとわかってくるでしょう。きょうだいが成しとげたことを他の人たちに伝えることで、もう一ついいことがあります。それはその人たちがあなたのきょうだいに会ったときに、

> 友だちは、あなたとあなたのきょうだいを知れば知るほど、こういった成長を感じられる小さな出来事がいかに大切かを理解してくれるでしょう。

おそらくそのときのことを話題にしてくれることです。きょうだいはきっと、そんなふうに特別に注目してもらったことを光栄に思うでしょう。

妹にはとても腹が立つことがあります。それでもいいんでしょうか？

きょうだいというものはみんな、時々おたがいに腹を立てるものです。障害があってもなくても、子どもの数が二人以上いれば、どんな家族でもそうなります。いつでも平和で幸せというわけにはいきません。そんな生活は現実にはありません！

でも、あなたのきょうだいはただの普通のきょうだいではありません。ダウン症のあるきょうだいです。ダウン症があるという事実は、本人にもどうしようもないことだとあなたは思っているかもしれません。だから、きょうだいが何をするにもゆっくりで、余分に手伝ってあげなければならないためにイライラしてしまうと、なんだか自分がよけいにいじわるになったようで、いやな気分になるでしょう。そして罪悪感をもいだき始めるのです。

他の章でも説明してきたように、ダウン症のあるきょうだいは、頭にきたり、がんこだったり、イライラさせたり、うるさかったりします。はずかしい思いをさせられたり、気分屋だったり、年のわりに子どもっぽくふるまったりもします。困った行動は挙げ始めるときりがありません。そしてあなたがとてもつかれてストレスがたまってイライラしているときには、きょうだいに神経をひどく逆なでされるのです。だからって、きょうだいに腹を立てたり、イライラしてもいいのでしょうか。実際、時々こんなふうに悪く思ってしまうのは仕方がないことです。だから、いいんですよ、無理しなくて。腹を立てるからといって、あなたがいじわるな人というわけではありません。普通の人間であるというだけのことなのですから。

それでは、この怒りにどう対処すればいいのでしょう？　その気持ちは、自分の心の中にため込むのではなく感情を表に出したほうがよいでしょう。あなたは最初、食ってかかって相手をきずつける言葉を口にしたい強い気持

ちになるかもしれませんが、あなたの激しい気持ちを表現するにはもっと良い方法があります。次の方法を一つでも使えば、怒りを解きほぐし、すぐに気分をもち直す助けになるでしょう。

- 相手を責める言葉ではなく事実だけを伝えましょう。例えば、「私に無断で部屋に入ったら怒るよ！」ときっぱりと伝えましょう。
- きょうだいに怒りの手紙を書いたり、日記を書いたりすることで、自分の気持ちを表現しましょう。そこでは、言いたいことは何でも言っていいし、気持ちをすべてさらけ出していいのです。書いた後、それを引き出しの中にしまうか、捨ててください。あなたの気持ちをこうやって発散すると、気持ちが楽になります。そしてだれもきずつけません。
- あなたのきょうだいとイライラした場面の絵をえがいて、その後、その絵を細かくビリビリやぶりましょう。
- ランニングや長い散歩に出かけましょう。空想の中できょうだいと会話しながら、言いたいことをすべて言ってしまいましょう。
- 家の前でバスケットボールをしたり、体を動かして何かためになることをしたりしましょう。
- あなたの気持ちが落ち着くまで、その場所からはなれましょう。もどってきたときには、もっと冷静に自分の気持ちを伝えることができるかもしれません。
- 自分の部屋で音楽をきいてみましょう。
- 友だちに電話したり、携帯電話やパソコンからメールをしたり、オンラインでチャットをしたりして怒りを発散しましょう。
- あなたの怒りについて、両親と話し合ってみてください。もしあなたがイライラする状況が続いているのであれば、いっしょに解決策を出し合うことができるでしょう。
- あなたを理解してくれる他のきょうだいたちと出会える、きょうだいの会やワークショップをみつけましょう。

お兄ちゃんのこと大好きって思ったら、もう次の瞬間には、お兄ちゃんに対してとてもイライラしたりします！ これって普通のことですか？

　ちょっと考えてみてください。あなたがこれまで出会った人の中で、いつだって大好きで、いっしょにいて、一瞬たりともうんざりしたことのない人っているでしょうか？ お父さん、お母さん、おじいちゃん、おばあちゃん、他のきょうだい、いとこ、親しい友だちのことを思いうかべてみてください。当てはまる人はいますか？ 両親に対してだって、腹を立てることがあって、そんなときは、数分間あるいは数時間も愛情が消し飛んでしまっているでしょう！ だれかが大好きなとき（またはおおいに好感をもっているくらいの場合でも）、その人に対しては、プラスの感情、マイナスの感情、どちらの感情も強くもっているものです。これは、普通のことです。そして、ダウン症のあるきょうだいはもちろん、あなたが気にかけているだれに対しても、同じように感じていいのです。

最近、弟のやることなすことすべてに本当にイライラさせられます。弟といっしょにいることさえいやです。弟へのこんな気持ちがいつまでも続くのではないかと心配です。どうしたらいいでしょう？

　人間関係が続くと、何もかもがわずらわしく思えるときがあるのはめずらしいことではありません。もし弟さんがあなたをイライラさせるようなことをくり返しやったり、新しいことを覚えるのに永遠に時間がかかるように思えたりするときは、あなたは特にイライラするかもしれません。良くないことばかりが起こっているときは、本当は良いことも起きて

> 良くないことばかりが起こっているときは、本当は良いことも起きているということを忘れがちですよね！

いるということを忘れがちですよね！　もちろん、きょうだいというものはダウン症がなくたってあなたをイライラさせるものです。もし、あなたが弟さんに向けたマイナスの感情からぬけ出せないようだと思ったときは、次のことを試してみましょう。

- うんざりすることや大変なことばかりをあれこれ考える代わりに、きょうだいの良いところを探してみてください。例えば、あなたがきょうだいの歯ぎしりやだらしない食べ方にがまんができないとします。そんなとき、ちょっと立ち止まって、きょうだいがいつもデザートをあなたにすすんで分けてくれていることや、あなたが頭にきたときはきょうだいがいつも一番に気づいてくれていることを思い出してみてください。無理にでもきょうだいの良いところをみるようにすれば、悪いところは少しずつ気にならなくなってくるかもしれません。
- 一歩引いて、あなたが何にうんざりしているのか考えてみてください。それほどひどいことですか？　あなたもきょうだいをうんざりさせる悪いくせをもっていませんか？　完璧な人などどこにもいないことを心にとめておけば、あなたをイライラさせていたこともそれほど悪くないと思えるかもしれません！
- 両親に、あなたのなやみを伝えましょう。きょうだいの困った行動は良くなるでしょうか？　困った行動が減るような対策を両親といっしょに考えてみてください。
- きょうだいのうんざりする行動が決まった時間に起こっているのなら、少なくともきょうだいに口やかましく言いたい気分が落ち着くまで、その場所をはなれることができますか？　短い間でもストレスからはなれるのは長い目でみて、いい方法かもしれません。そうすればまた、きょうだいのいいところに目を向け始めることができるでしょう。
- きょうだいのことでいつもうんざりすることがあるかもしれませんが、ここで紹介したアイデアは、少なくともいっときはきょうだいへの気持ちをやわらげるのに役に立つはずです。でも、あなたの気持ちが数か

月たってもおさまらない場合は、だれか話せる人を見つける必要があるかもしれません。あなたの学校にカウンセラーかソーシャルワーカーがいれば、手始めに相談するにはよいかもしれませんね。両親にも相談しましょう。障害のあるきょうだいがいる生徒向けのプログラムを見つけてくれるかもしれません。そこで、あなたの気持ちをわかってくれる人を見つけることができるでしょう。また、グループ内では、自分の気持ちを話すことができ、いっしょに解決策を見つけ出すこともできるでしょう。

まとめ

➡ ダウン症のあるきょうだいに対していろいろな気持ちがわいてくるのは、ごく普通のことです。愛情や幸せ、心配、ほこりなどを感じる一方で、怒りやストレス、はずかしい気持ちやイライラする気持ちなどもわいてくるかもしれません。でも否定的な感情をいだいたとしても、あなたは悪い人ではありません。それが普通なのです！

➡ 自分がいつもきょうだいの心配ばかりし、守ってあげなくちゃとたえず思っていることに気づいたなら、両親と話してみてください。きょうだいがどんなことなら一人でできるのか、いつやり方を教えてあげればいいのかを話し合うことができるでしょう。そうすれば、少なくともいっときは、あなたの心配や不安が少しやわらぐでしょう。

➡ きょうだいをかわいそうに思ったり、きょうだいができないことをあなたができて罪悪感をもったときは、きょうだいにできるすばらしいことをあれこれ思い出してみてください。あなたのきょうだいも、あなたが思っているように自分の成しとげたことをほこりに思っているでしょう。

➡ ダウン症のある人は、一生新しいことを学び続けます。両親の助けがあれば、自分の将来の夢や目標をみつけるでしょう。その夢や目標はあなたの夢とはちがうかもしれませんが、きょうだいにとっては、同じようにとても大切で意味のあるものです。

➡ きょうだいに腹を立てたりイライラしたりすることはごく普通のことですが、おだやかな方法であなたの気持ちを表現してみてください。さけんだり、悪口を言ったりするのはさけたほうがいいでしょう。気持ちを書き出したり、

友だちに電話したり、外に走りにいったり、何かためになる活動をしたりして気持ちを発散させましょう。きょうだいや両親との会話で、だれかを責めるような言葉を使わずに、自分の気持ちを伝えてみてください。

→ きょうだいが大好きでも、きょうだいのことでとてもはずかしい思いをしたりイライラしたりするときもあるでしょう。あなたが大きくなれば、今あなたをなやませていることは、それほどたいしたことにもいやなことにも感じなくなるかもしれません。

→ もしきょうだいへの怒りがほとんどおさまることなく続く場合は、両親や学校のカウンセラーに相談してみてください。きょうだい向けのワークショップを探してくれるかもしれません。そこでは障害のあるきょうだいがいる他の人たちと話ができます。

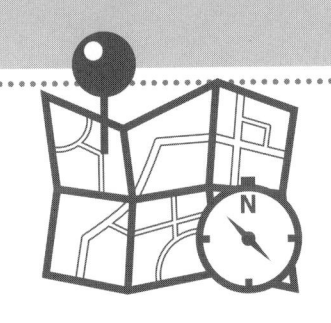

7

道路地図を調べる
サポーターになるための道

ダウン症のあるお兄さんがいる6年生のジェニファーは、休み時間に女の子が「私ってなんて頭が足りないのかしら！」と声を上げているのを耳にしました。ジェニファーはその女の子に歩み寄って、その「頭が足りない」という言葉を聞くと、どんな思いがするかをていねいに説明して、そんな場合に合った他の言い方を教えてあげました。アーマッドは14歳でダウン症のある妹がいますが、地元の新聞に投稿して、妹ができるいろいろなことを紹介し、ちがいのある人たちをもっと受け入れるよう、地元のみんなに呼びかけました。30歳のノラの妹は、もうおとなですがダウン症があります。ノラは小学校の先生で、障害をもつ生徒が何人もいる学級の担任をしていて、生徒一人ひとりがそれぞれ最大限学べるように工夫しています。

ジェニファーもアーマッドもノラも、いわばダウン症のある人たちの応援団です。この三人は自分たちの言動や他の人の模範となることを通じて、ダウン症やその他の障害のある人たちの生活の質をよりよいものにしているのです。この章では、ダウン症のあるきょうだいのためにできることを、大きなことでもささいなことでもいくつか検討してみましょう。ダウン症のある人たちのために、何かすごいことをしてあげたいと思っているあなたにも、きょうだいに幸せになってほしいとだけ思っているあなたにも、実践できるヒントがいくつか見つかるはずです。

ダウン症のある人たちのために何ができるでしょうか。

なんて思いやりのある質問なんでしょう！　全国のきょうだいが、自分たちのダウン症のあるきょうだいのために、自分たちの力で世の中を変えていくことができることに気づき始めています。ダウン症のある人たちがもっているあらゆる才能を、世界中の人に知ってもらいたいとは思いませんか。見聞きした不公正を正したいと思ったりしませんか。ボランティア活動を通して、ダウン症のある人たちの生活にもっと関わってみようと思ったりしませんか。

このような考えや思いがあるということは、あなたが**主唱者**（advocate）

になろうとしているということです。「主唱者」とは人や考えを応援する人のことです。主唱者は正しい事実を広め、あやまった見方を正し、信じていることのために立ち向かいます。ダウン症のある人たちの主唱者になる方法は数え切れないほどあります。以下は、あなたのようにダウン症のあるきょうだいがいるアメリカの人たちがしていることの、ほんの数例です。

> 主唱者は正しい事実を広め、あやまった見方を正し、信じていることのために立ち向かいます。

- **普段の会話を通じて周りの人に教えてあげましょう。** 友だちや先生、その他の人たちと日ごろふれ合う中で、いろいろと教えてあげることができます。特にだれかがダウン症や他の障害のある人についてまちがった発言をしたときなどは、ちょうどいい機会です。たいしたことをしなくても、会話にさり気なくいくつかの事実をはさむことで、他の人に教えていることになるのです。

- **ボランティアをしましょう。** ダウン症や他の障害のある人たちを支援する団体にボランティアをすることでも「主唱」することができます。関連した団体にボランティアをすることで、障害があってもみんなと同じように交流したりスポーツをしたりする機会があるべきだとあなたが信じていることを、周りの人たちに伝えているのです。多くのきょうだいがボランティアをしたがる人気のある団体の一つがスペシャルオリンピックスです。インターネットで活動内容をみてください（www.specialolympics.org、訳注：スペシャルオリンピックス日本 http://www.son.or.jp）。あなたの住む町や学校には他のスポーツ団体もあるかもしれません。

- **学校に「ベスト・バディーズ（Best Buddies）」と呼ばれる相棒制度を設けてみましょう。** 学校でダウン症や他の障害のある生徒たちが、自分たちだけでお昼を食べているのに気づいたことがありますか。他の生徒たちが学び方のちがう学校の友だちといっしょにいることは、ほとんど

ないと感じることはありませんか。そうした現状を変えようと、全国のあちらこちらで、きょうだいたちが学校でベスト・バディーズの制度を始めました。この制度では、障害のある生徒一人ひとりに、障害のない生徒が「バディー（相棒）」としてつくのです。参加している相棒ペアは、放課後集まって楽しいグループ活動をしたり、学校外でボーリングをしたり、映画を観にいったりするのです。このプログラムは友情をはぐくみ、障害についてより広く知ってもらうことを目的としています。制度を設けることで、障害のある人たちの交友関係を広げ、他の友だちの目を開かせることになるのです。あなたの学校で相棒制度を始めるにはどうしたらいいのか、もっと知りたかったら www.bestbuddies.org にいってみてください。（訳注：日本では、学校によって同じような仕組みをペア制度と呼んでいます）

■ **論説や意見文を地元の新聞に投書してみましょう。**他の人たちがダウン症のあるあなたのきょうだいと接しているのをみて、気になることはありませんか。自分のきょうだいから学んだことで、他のみんなにも知ってもらいたいと思うことはありませんか。だったら、地元の新聞に論説を送ってみましょう。あなたの発言には影響力があり、新聞は若い世代からの意見文を歓迎するものです。もしやってみようと思うのならば、こうしてみるのがいいでしょう。まず、地元の新聞に問い合わせて、どうやったら論説や意見文を投書できるのかたずねるのです。投書方法は新聞のウェブサイトにものっているかもしれません。原稿の字数制限と送り先を確認しましょう。次に、自分の考えを書き出し、信頼のおけるだれかに読んでもらってコメントしてもらいましょう。それから新聞社に言われたとおりに投書すれば、自分の文章がのるかもしれません。学校新聞に投書するのもいいでしょう。

■ **ダウン症を取り上げたニュース報道をみたら、レポーターと連絡をとりましょう。**地元のテレビや新聞がダウン症を取り上げていて、賛同したことはありますか。そんな場合、担当レポーターのメールアドレスが、記事の最後やウェブサイトにのっていることがよくあります。短くてい

いのでメールを送って、報道内容で何がよかったと思ったかを知らせてあげましょう。レポーターにしても、よかったというコメントはうれしいものですし、好意的な反応がたくさんあれば、これから先もダウン症について報道してくれる可能性が増えます。もし報道に欠けている点とか、それはちがうと思う点があった場合も、連絡をとって伝えましょう。新聞には訂正文(ていせいぶん)がのることもあります。それ以上に大事なのは、レポーターに正確な知識をもってもらって、次に同じ人が担当するときに、もっと正しい内容を報道してもらうようにすることなのです。

■ **ピープルファースト（障害よりもその人自身をみる）の言い回しを使って、他の人にも同じような言い回しをすすめましょう。** 第1章にもあったように、ダウン症のある人について話すときに、そのつもりがなくてもきずつく言い回しを選んでしまうことがあります。時々「頭が足りない」「ばか」など、障害のある人を侮辱(ぶじょく)する言葉が使われるのを聞いたことがあるでしょう。または、「ダウン症のある女の子」ではなく「ダウンちゃんの女の子」とだれかが言っているのを聞いたことがあるかもしれません。あなた自身がちゃんとした言い回しで、話したり書いたりするだけで、びっくりするほど周りの人がそれを真似てくれることに気づくはずです。それから第1章に挙げられたポイントを使って、周りの人に次からどういう言い方をしたらいいか伝えていきましょう。

> あなた自身がちゃんとした言い回しで、話したり書いたりするだけで、びっくりするほど周りの人がそれを真似てくれることに気づくはずです。

■ **地元自治体の議員に手紙を書いたり電話を入れたりしましょう。** 議員とは国や自治体の選挙で選ばれて法律(ほうりつ)を決める人たちです。時にはそういった人たちの力を借りて、はじめて解決できることもあります。議員に連絡を入れるという考えにおじけづかないでください。実際、議員はあなたたちのような若い人たちの意見を聞きたいのですから。連絡先はインターネットで調べるか、両親から教えてもらうといいでしょう。文書か電話で気になっていることを相談しましょう。あなたのようにダウ

ン症のあるきょうだいがいる人たちの中には、きょうだいが卒業させてもらえないことや、かれらが学ぶための機会をもっと作っていく必要があることなどを、住んでいる自治体の議員に伝えている人もいます。時には議員の影響力で、すんなりと実現できることもあるのです。関心があったら、両親といっしょに住んでいる自治体の議員に、自分の意見を伝えてみてください。

■ **ダウン症のための活動資金を募りましょう。** いろいろな地域のダウン症に関わる団体は、ダウン症のある人たちのために研究を行い、学びの機会を増やし、インクルージョンをうながすための活動資金を調達しようとしています。かれらのかかげる目的を共有して、あなたも資金調達に協力すればいいのです。まず、住んでいる地域にダウン症の団体があるか調べましょう。もしあるのならそこに当たってみて、資金調達活動の予定があれば手伝いましょう。ない場合は、自分で募金活動をして全国団体に寄付しましょう。焼いたクッキーを売るのでも、バディ・ウォークに参加するのでも、マラ「ソン」のように長時間おどり続けるイベント「ダンス・ア・ソン」に行き、その参加費を活動資金に当ててもらうのでもいいのです。

　ダウン症のある人のためにできることは無限にあります。創造力を使ってダウン症のある人のためにどんどん「主唱」してください。あなたはたった一人でも、世の中を変えていくことができるのです。周りの人は無視しません。変化を起こすことはできるのです。

　ダウン症のあるきょうだいのいる他の人たちと、いっしょにやってみたい主唱活動案が思いうかびましたか。アイディアを交換するにはどうしたらいいのか、第9章にのっているメーリングリストやウェブサイトといった方法を調べてみてください。

ダウン症のある人たちのために特に何かしようとは思わないんですが、それでもいいですか。

　ダウン症のあるきょうだいがいるからといって、空いている時間に障害のある人たちのために、何かをしなくてはいけないということでは決してないのです！　さらに障害のある人たちと関わる仕事にまるで関心がないかもしれません。そんなふうに思っていたとしても、後ろめたく感じることはありません。自分の人生が他の人たちとちがうということを受け入れるだけで精一杯なのかもしれないし、それはそれでいいのです。

> 自分の人生が他の人たちとちがうということを受け入れるだけで精一杯なのかもしれないし、それはそれでいいのです。

　ダウン症に特別関心を寄せるようになる人もいれば、ダウン症とは別に、美術、音楽、スポーツ、生徒会、あるいは他の募金活動など、自分にとって大切な活動に打ち込む人もいます。ダウン症に関わることの他に、学校や仕事以外の時間をどう過ごすかはいろいろあります。おとなになるにつれて、ダウン症のある人たちのために何かしたいと思う気持ちが芽生えてくるかもしれません。

　スケールの大きい目立ったやり方でなくても、小さくても貴重な貢献があなたにはできるのですし、実際すでにしているのではありませんか。例えば、ボランティアをしなくても、スペシャルオリンピックスに参加している自分のきょうだいを応援すればいいのです。映画にいっしょに行ってあげなくても、きょうだいと、その同じくダウン症のある友だちとうちで過ごせばいいのです。カフェテリアでお弁当をいっしょに食べなくても、障害のある生徒と学校のろう下ですれちがうときにハイ・タッチしたり声をかけたりすればいいのです。わざわざ何かをしなくても、こういったことでいいのです。あなたにとって一番しっくりいくことをすればそれで十分なのです。

友だちにどうやってダウン症を説明したらいいですか。

あなたの友だちはダウン症とはどういうものかなとは思っているでしょうが、なかにはまるで何も知らない友だちもいるでしょう。あなたのきょうだいに会って、何ができてどんな子かというのを個人的に知ってもらうことで、友だちの理解は広がります。それでも何かわからないことがあるようだったら、あなたがいろいろと教えてあげましょう。

■ 第1章ではどうしてダウン症になるのかとか、ダウン症の一般的な特徴といった情報がいっぱい書かれていましたね。あなたの友だちが疑問に思っていることは、その章で取り上げられているかもしれません。あなたが友だちとダウン症について話し始めるには、情報提供から始めるのがいいでしょう。答えは短く簡単にまとめ、会話が重すぎるように感じ始めたら、話題を変えればいいのです。あなたがもう少しおとなになって経験をつむにつれて、どんな質問でも気安く答えられるようになるでしょう。

> あなたが友だちとダウン症について話し始めるには、情報提供から始めるのがいいでしょう。

■ 一般的な事実を伝えていくほかに、あなたのきょうだいのできることや、どんな将来を予想しているかについても話したいかもしれません。最近きょうだいの成しとげたことや、ほこらしく思うことを話してごらんなさい。ダウン症についていったん話し始めれば、友だちもきっともっと知りたいなと思ったときに気安く質問してくることでしょう。

もし友だちとダウン症について**話したことがなくて**、どこから始めていいか見当がつかなかったら、第5章（124頁）の最後の質問を参考にしてみましょう。

ダウン症のある人の役に立てるような仕事にはどのようなものがありますか。

　ダウン症のあるきょうだいをもつ人の多くは、ダウン症や他の障害のある人たちのためになる仕事につくことを考えています。それは、特別な訓練を受けた人たちが、自分たちのきょうだいのために働く様子を実際見ているからだったり、恩返しの仕方を探し始めたからだったりします。ダウン症のある自分たちのきょうだいから学んだ人生の教訓を、何かしらの形で周りの人たちとわかち合いたいのです。ダウン症のある人たちに対するバリアを取りのぞくような仕事に生涯つきたいと思う人もいれば、ダウン症のある人たちと関わる仕事につくことで、自分のきょうだいのような人たちが少しでも住みやすい世界になるから、と個人的に満足しているという人もいます。

　まずはっきりさせる必要があるのは、ダウン症のあるきょうだいがいるからといって、自分のキャリアをダウン症や障害のためにささげる必要はないということです。だれにでも向いているわけではないし、普通の仕事以外にボランティア活動を通じても、ダウン症のある人たちの役に立つことができるからです。実際ダウン症のある人たちの役に立つ仕事に興味があるのならば、選択肢はいろいろあります。以下に書き出してみたのは、障害に関係のある仕事の一部にすぎません。

> ダウン症のあるきょうだいがいるからといって、自分のキャリアをダウン症や障害のためにささげる必要はないのです。

■ **教師**　教育者として、特別支援学級や「普通」学級に通う生徒と関わっていくことができます。数多くの障害のある生徒と関わることができるし、ダウン症のある人たちの学ぶ機会がもっと増えるように、と主唱していくこともできます。

- **医師** 障害のある子どもあるいはおとなの専門医になることができます。ダウン症のある子どもたちの健康と福祉を、医師の立場から主唱していくのは重要なことです。

- **看護師** 看護師の多くは病院や専門クリニックで、ダウン症や他の障害のある人たちと直接関わっています。看護師は、一番関心のある年齢層や医療部門を専門とすることができます。

- **理学療法士、作業療法士、言語聴覚士** こういった医療の専門家たちは、ダウン症のある人たちを支える重要な役割を果たしています。これらの職業では、障害のある子どもたちが筋力をつけたり、生活上必要な技術を身につけたり、もっとはっきりとコミュニケーションを図ったりできるように関わっていくことができます。

- **障害者人権専門の弁護士** 今日、ダウン症のある人たちがこれまで以上にいろいろな機会にめぐまれているのは、多くの弁護士がかれらの権利を守ってくれたからです。障害者の人権専門の弁護士として、ダウン症のある人とその家族にとってとても重要な不公正を正していくことができます。教育上の問題、就労関係の問題、あるいは医療に関わる権利といった、いろいろな課題に取り組むことができます。

- **科学者** 第21染色体のなぞの解明、あるいはダウン症のある人たちのために、新しい療育方法の開発に関心があるかもしれません。そういうあなたは、ラボや病院や地元の職場で活躍する研究者になって、ダウン症のために科学を進歩させましょう。

以上のように障害のある人たちと直接関わる道のほか、世の中を変えていくことのできる仕事は他にもたくさんあります。下に挙げた例も考えてみてください。

- **店の経営者**　経営者になって大きなお店を経営することに関心をもっていますか。社長になって、自分の会社ではダウン症のある人たちを積極的にやとう、という方針を打ち立てることも考えられます。

- **作家や記者**　ダウン症のある人について伝えていかなくてはいけないことはまだまだたくさんあります。作家や記者になれば、ダウン症のあるきょうだいと暮らした経験を、世界中に伝えることができます。そうすることで、ダウン症のある人たちが直面する問題に対する理解を、世間に広めることになるのです。ダウン症のある登場人物が出てくる小説を書いたっていいのです。

- **栄養士**　人々が健康な生活を送り、体にいい食べ物を選ぶ手伝いをすることに関心があるかもしれません。栄養士はダウン症や他の障害のある人のために、第1章に説明があったような、セリアック病や肥満への対策をとってあげられるのです。

- **ソーシャルワーカー**　ソーシャルワーカーは、病院などのいろいろな場所で、自治体が提供するサービスをそこに住んでいる人たちが十分に利用できるようにします。例えば、病院で働くメディカルソーシャルワーカーは入院中の患者さんが、退院後に食費の補助金をもらえたり、よい住宅が見つかるように手伝います。他には、障害のある人たちが利用できるレクリエーションや、職業訓練プログラムを見つける手伝いをしたりします。さらに、障害のある人たちを支援する機関で、働いている人もいます。そのほか、障害のあるきょうだいをもつ人たちのためのサポート・グループを運営したり、障害のある人たちの気分が落ち込んだときなどのなやみを聞いて、カウンセリングすることを専門にしたりしているソーシャルワーカーもいます。

> 私たちがおとなになったときに、妹を助けるために何をすればよいでしょうか。

　おとなになったときのきょうだいの役割は、ダウン症のある本人のニーズと家族の要望によってさまざまです。このことを自問自答しているのだったら、両親との話し合いを考えたらいいと思います。両親なりの考えをもっているでしょうから、話し合うことでどんなことを考えているのかがわかるでしょう。あなたの考えていることもぜひ両親に伝えるべきですよ！

　あなたが本当に知りたいのは、いずれきょうだいがあなたのもとで暮らすことになるかどうかかもしれません。両親がいっしょに暮らせない場合、喜んできょうだいを自分の家にむかえる人もいます。でも、それだけが解決策というわけではありません。

　今、ダウン症のある人たちはいろいろな暮らし方を選ぶことができます。一人暮らしやルームメイトといっしょに暮らしていて、カウンセラーや家族がたまに顔をみせて、食事や家計のやりくりを手伝うくらいで生活できている人もいます。そのほか、障害のある人やない人たちとグループホームで生活をしている人たちもいます。グループホームでは、スタッフが料理やそうじをしてくれたり、ホームに住んでいる人たちを指導してくれたりします。いつでも対応できるように、住み込みのスタッフがいる場合もあります。あるいは、住んでいる人が一番必要とする日中にきてくれるようなケースもあります。あなたの妹さんにはどういった暮らし方が可能か、両親や本人と話すべきです。

　あなたたちがおとなになったときに、いっしょに暮らすことにならなくても、ダウン症のあるきょうだいの面倒を何かしらみている人はたくさんいます。将来、妹さんのためにしてあげられることを、いくつか以下に挙げてみます。

> 今、ダウン症のある人たちはいろいろな暮らし方を選ぶことができます。

- 妹さんのところに行って、買い物や食事に連れ出してあげましょう。
- お金に関することを手伝ってあげましょう。生活費を払う手伝いをしてあげたり、収入に比べてお金を使い過ぎないようにみてあげたり、といったことです。
- 妹さんに代わって病院の予約をとったり、医師に言われたことをきいているか、薬をちゃんと服用しているかどうか、気をつけてあげましょう。
- 友だちの家や映画館までの送りむかえをしてあげるなど、友だちといっしょにいられる機会を作ってあげましょう。
- 祭日のイベントや家族で集まるときは、妹さんにも声をかけてあげましょう。
- あなたの目で気づいたことや妹さんとの会話を通じて、彼女の生活環境を定期的に見直してあげましょう。必要に応じて、変えるべきところは変えて、妹さんが安全で幸せでいられるようにしてあげましょう。
- 妹さんの個人的なあるいは仕事場でのなやみをよく聞いてあげて、必要に応じて彼女が幸せで良い状況でいられるようにフォローしてあげましょう。
- 献立を立てたり買い物をしたりする手伝いをして、妹さんがちゃんと食べて健康でいられるようにしてあげましょう。

　ダウン症のあるあなたのきょうだいの年齢にもよりますが、両親はすでに将来の計画を立てているかもしれません。その計画案についてメモをとってあるか、もっとちゃんとした「同意書（レター・オブ・インテント）」として書き出しているかもしれません。
　両親と将来的なことについて話し合うときは、何か書きとめたものはないか聞いてみるといいでしょう。もしまだだったら、将来について両親があなたのきょうだいのために何を望んでいるのか、時間をかけて話し合ってください。将来、きょうだいのケアをするときの手引きとして、両親に思ってい

> 将来、きょうだいのケアをするときの手引きとして、両親に思っていることを書き出すようにすすめてみてください。

ることを書き出すようにすすめてみてください。こうしておけば、両親亡き後、あなたとあなたの他のきょうだいが、一から決めていかなくてもすむのです。きょうだいのかかりつけのお医者さんや交友関係のリスト、その他の重要な情報も書き出してあると便利です。こういった内容が「同意書」にふくまれていることもあります。

両親が同意書を作成していなかったり、ましてや同意書というものを聞いたこともなかった場合は、ジョン・ナドウォーニー氏とシンシア・ハダッド氏による『スペシャルニーズ計画ガイド (The Special Needs Planning Guide)』*7 という本を参考にしてもらうようすすめましょう。また、ダウン症のある青年のお母さんでもあるジョアン・シモンズ氏が作成した、同意書のひな型は無料でダウンロードでき、空欄をうめるだけで同意書が作れます。文書は「将来への足跡 (Footprints for the Future)」*8 と呼ばれ、www.theemarc.orgの「リソース」のリンク先にのっています。

---

*7 スペシャルニーズ計画ガイド (The Special Needs Planning Guide)：Nadworny, John, and Cynthia Haddad. The Special Needs Planning Guide：How to Prepare for Every Stage in Your Child's Life. Baltimore, MD：Brookes Publishing, 2007.

*8 将来への足跡 (Footprints for the Future)：Simons, Jo Ann. "Footprints for the Future™：A Personal Planning Manual." http://www.theemarc.org/footprints-for-the-future-184.html の項目をみてください。

兄とダウン症について両親に聞きたいことがあるのですが、どうやって切り出すことができますか。

　おそらく両親は、ダウン症のあるお兄さんについて時々話してくれたことでしょう。またあなた自身、お兄さんがどうやってものを学ぶのかとか、かれの好みや得意不得意など、かなり知っているわけです。かれが何に興味があるのか、両親以上に知っていることもあるでしょう！　でも、お兄さんがもっているかもしれない合併症のこととか学校のこととか、両親が将来、あなたやお兄さんがこうあってほしいと思っていることなど、普段あまり話さないことについて疑問に思っているのかもしれません。こういうことを知っていれば、今もこれから先も、もっと有効にお兄さんのために主唱していくことができます。

　両親に話しにくいことをもち出すのは少しためらいがあるかもしれません。みんなが幸せに気持ちよく過ごしているときに、話をもち出して両親の気分をそこねたくないかもしれません。でもたいていの場合、両親は喜んであなたの心配事や疑問点を晴らしてくれるはずです。あなたから質問しなければ、両親はあなたがもっと知りたがっているとは気づかないでしょう。信じられないかもしれませんが、両親は心がよめる超能力をもっているわけではありません。あなたが何を考えているのか、普通は教えないとわからないものです。あなたがおとなになるにつれて、両親とダウン症について話しやすくなるかもしれません。でも聞いてみたいことがあるのなら、そんな先まで待つ必要はないのです。

> あなたから質問しなければ、両親はあなたがもっと知りたがっているとは気づかないでしょう。

　こういった大切なことを両親と話す会話を切り出す方法を、いくつか挙げてみました。

　　■両親がいそがしくなくて、話す時間がとれる時間帯を選びましょう。

- できるだけ本人の前で話さずにすむように、ダウン症のあるきょうだいがいない時間帯を選びましょう。
- もし両親が時間をとれても、きょうだいが不在という状況がなさそうだったら、みんなの都合のいい時間を前もっておさえておく必要があるかもしれません。カレンダーにその日時を書き込んで、みんながその時間を空けておくようにしましょう。
- 会話のはじめに、まず聞きたいことがあることを両親に知らせましょう。両親があなたの言いたいことをちゃんと聞いてくれるように、思っていることを伝えてなぜそれが気になるのかを説明しましょう。
- もし両親の答えがあいまいだったら、もっとくわしい説明を求めましょう。重ねてたずねることで、新しい情報をよりよく理解できるようになります。
- もし両親がちゃんと手を打ってあるから心配しないようにと言ってきたら、遠慮しないで具体的にどういうことなのか聞いてみましょう。わからないことがあるので、お父さんお母さんの考えが聞けると気分が落ち着くから、ということをきちんと伝えましょう。

もし自分の両親とダウン症について話すのがいやだったら、他にだれに相談すればいいですか。

> 質問を口に出して答えを得られると、人生はずっと楽になるのですから！

ここまでの質問と回答を読んでも、両親とダウン症について話すのにまだ抵抗があったら、他のだれとだったら話せるか考えてみましょう。話せる相手を見つけるのはとても大切なことです。質問を口に出して答えを得られると、人生はずっと楽になるのですから！　他に相談できそうな人たちは以下のとおりです。

- 信頼のおけるおばさん、おじさん、あるいはおじいさん、おばあさん

- 学校の先生や相談室のカウンセラー
- 家族のかかりつけのお医者さん
- きょうだいに障害のある人たちのための地元のサポート・グループがあれば、そのグループに関わっているソーシャルワーカーあるいはプログラムのコーディネーター
- あなたのお兄さんやお姉さん
- ダウン症のあるきょうだいのいる友だち

　ダウン症に関する正しい一般情報は、この本のような参考書やウェブサイトで見つけることができますが、だれかと直接話すほうがたいてい得るものが大きく、特にその人があなたのきょうだいを知っているならばなおさらです。ここに挙げたような関係者で、自分の周りに当てはまる人たちを思いうかべてみてください。一番よく話を聞いてくれて、最善のアドバイスをくれると思う人を選びましょう。いいですか、くだらない質問なんてないのですよ。疑問に思うことがあったら答えを求めて当然なのです！

まとめ

➡ 「主唱者」とは人や考えを応援する人のことです。あなたがダウン症のある人たちの主唱者になるには、ささいなことから大きなことまでいろいろな方法があります。ボランティアをしたり、地元の新聞に投書したり、思いやりのある言葉使いの手本を示したりするのは、ほんの数例にすぎません。

➡ いつかダウン症のある人のために役立つ仕事につきたいと思っているのならば、医師・ソーシャルワーカー・教師・障害者人権専門の弁護士といった、いろいろなキャリアが考えられます。

➡ ダウン症のあるきょうだいがいるからといって、障害のある人たちのために主唱したり、その人たちのためになる職業を選んだりする必要はありません。自分の人生が他の人たちとちがうということを、受け入れるだけでもいいのです。

➡ 何も知らない友だちにダウン症について説明するときは、事実から始めて、あなたのきょうだいのできること、成しとげたことをいくつか話してみましょう。

➡ 今日、ダウン症のある人はいろいろな暮らし方を選ぶことができます。おとなになって、ダウン症のあるきょうだいを家にむかえていっしょに暮らす人もいます。でも、ダウン症のあるおとなの人には適切なサポートを受けながら、家族からはなれて生活する機会がたくさんあります。

➡ もしあなたがダウン症のあるきょうだいの将来について考えているのなら、両親がどういう計画をしているのか聞いてみましょう。もしかしたら両親が亡きあと、知っておく必要のあることは同意書（レター・オブ・インテント）という文書にまとめられているかもしれません。

8

あとどれくらい？
将来のこと

第8章　あとどれくらい？──将来のこと

あなたのきょうだいがいつかおとなになるなんて、今はまだ遠い先のことに思えるかもしれません。でも、きょうだいがおとなになるずっと前から、将来のことを質問し始める人が全国にはたくさんいます。あなたも自分のダウン症のあるお兄さんが大きくなったらどうなるのか、心配だったりするでしょうか。お兄さんは結婚するの？　一人暮らしをするの？　というように。あるいは、お姉さんがもうすぐ高校を卒業するので、どこで働くのか、そもそもどんな種類の仕事につけるのか、疑問に思っていたりするでしょうか。

この章では、あなたのきょうだいの将来を考えてみましょう。最近のダウン症のあるおとなには、これまでにはなかったチャンスがあります。おとなになったとき、ダウン症のある暮らしが実際どんなもので、どんな可能性があるのか、みなさんといっしょにみていきたいと思います。

ダウン症のある人はデートができるのですか？

ダウン症のある人たちのほとんどが、10代になると恋をし、恋につきものの、いろいろな喜びやなやみを経験するようになります。あなたのダウン症のある妹さんは、10代になるとテレビの人気タレントに熱を上げ、自分の部屋のあちこちにその人の雑誌の切りぬきを貼りまくるかもしれません。あなたの弟さんは、高校でかわいい女の子たちに目がいくようになり、その一人を学校のダンスパーティにさそいたがるかもしれません。そして、あなたのお姉さんはボーイフレンドを見つけ、しょっちゅうデートに出かけるようになるかもわからないのです。ようするに、恋する人のあらゆる気持ち──うれしさ、はずかしさ、やさしさ、やきもち、などなど──を味わうのは、障害があってもなくても同じなのです。

でも、ダウン症のある人たちには、大きくなっても恋を経験するチャンスが限られる場合があります。デートで映画館に行きたいと思っても、車の運転ができなかったらどうやって行ったらいいのでしょうか？　ボーイフレンドにたびたび会いたくても、その人が別の街に住んでいたら、どうしたらい

いのでしょうか？　だれかをデートで食事にさそいたくても、収入を得る機会がなかったら、どうやって食事代を払ったらいいのでしょうか？　これはほんの数例にすぎませんが、ダウン症のある若い人たちがデートをしたいと思っても、こうした問題にぶつかることがよくあるのです。残念なことに、交通手段とお金の不足が原因で、好きなだけデートに行けないことがありうるのです。

　もしもきょうだいが、このような問題にぶつかってデートができずにいたら、あなたや両親が次のようなことを考えてみるのはどうでしょう。

■ 両親か、または運転できるならあなたが、ダウン症のあるきょうだいをデートの相手の家まで連れて行ってあげるのはどうでしょう。または二人がデートに行けるよう、決まった時間に送りむかえをしてくれるような交通手段をあなたが考えてあげてもいいでしょう。

■ あなたがだれかと付き合っていたら、きょうだいとその相手をダブルデートにさそってあげるのもいいかもしれません。付き合っている人がいなくても、ガールフレンドやボーイフレンドとデートで何をしたらいいか、アイデアを出してあげることはできるでしょう。夏ならアイスクリームやミニゴルフ、秋にはりんご狩り、そしてトラクターや馬車に乗って農園をドライブ、冬には雪のふる地域だったらそり遊びやスケートなどがダブルデートにぴったりです。

■ きょうだいが、付き合っている人におくり物を買いたいけれど、どうしたらいいかとなやんでいたら、必要なお金を計画的に用意する方法をアドバイスしてあげるのはどうでしょう。特別な人に、思い出に残るおくり物を買うという目標に向かって、給料や貯金からそのお金を準備する方法をきょうだいといっしょに考えましょう。

もしもきょうだいが夢のような相手とデートしたがっていたら？

本人には言いにくいでしょうが、あなたの弟さんが好きなテレビ番組の主演女優とデートに行くことはありえません。また、アメリカンフットボールのスター選手が、あなたのお姉さんを学年末のダンスパーティにさそうことはおそらくないでしょう。こういう場合、どうしたらいいのでしょうか？　忘れてはならないのは、一時的な恋に熱を上げることは、成長していく過程でだれにでも普通にあるということです。手の届かないような相手に恋することもそうです。また、残念ながら、失恋も心の痛みも、恋につきものなのです。

> きょうだいがまちがった相手と思われる人に恋をした場合は、おそらく放っておくのがよいでしょう。

きょうだいがまちがった相手と思われる人に恋をした場合は、おそらく放っておくのがよいでしょう。あなたのきょうだいも、何が現実的な恋なのかを少しずつ学んで、成長するにつれて自分の望みを修正していくでしょう。あなただって時間をかけてそうなってきたのでしょうから。普通起こりうる最悪のことといっても、あなたのきょうだいがあこがれの人にデートを申し込んでことわられるだけのことです。あなたのきょうだいが非現実的な相手に向かって、時間とエネルギーをむだに注ぎすぎていると感じたら、両親に相談しましょう。そしてきょうだいが興味の方向を変えられるように、どうしてあげたらいいかを考えましょう。

きょうだいがデートしたいのに、両親がこころよく思っていないときは？

両親が心配するのには、それなりの理由があるのでしょう。あなたのきょうだいは、とてもデートをしたがっているけれど、まだデートをする年齢ではないのかもしれません。みんながデートをし始める16歳や17歳になっていたとしても、両親の感覚ではまだ子どもで、デートがどういうものかわかっていないと思っているのかもしれません。それに人前でおかしなふるまいをしないか、もしかしたら一回デートすれば結婚できるなんて思ってい

しないか、と心配なのかもしれません！

　ただ単に、親というものは自分の息子や娘が成長して、他のだれかにおとなのように人を愛する気持ちをもつようになるなんてことが信じがたいだけの場合もあります。お父さんとお母さんは、長い時間をかけてわが子たちを育ててきたので、もう小さいころとはちがうことに気がつかないのかもしれません！　また、ダウン症のある子どもに対して過保護になるあまり、もしかしたら、この子どもは決して本当の意味でおとなにはならない、とさえ感じているのかもしれません。そんなわけで、あなたのきょうだいが、だれかにロマンチックな気持ちをいだくようになるというのは、両親にはまったく思いがけないことだったかもしれないのです。もしそういう理由で、きょうだいのデートにいい顔をしないのだったら、あなたが両親に話をして、きょうだいも他のみんなと同じようにおとなになっているのだ、と気づかせてあげるといいかもしれません。

　デートを認めている場合も、ダウン症などの障害のある若者たちがデートをするときには、もっと親の関わりが必要で目を光らせていないといけないということを、あなたの両親はかなり意識しているかもしれません。息子や娘のデートを許可するからには、いつどこでデートをするかスケジュールを立てたり、運転してくれる人を探してあげなければなりません。さらに、二人を見張る必要があるとさえ考えている場合は、両親が映画館までついて行って、数列後ろの席に座るかもしれないのです！

　このような理由から、ダウン症のある人の初デートはグループ交際が多くなります。グループ交際は、障害のあるなしに関係なく多くの若者が、初めてデートをするときに使います。グループで映画に行ったりボウリングに行ったりするでしょう。あなたのきょうだいは、両親に車を出してもらってガールフレンドをむかえに行き、二人をボウリング場まで連れていってもらいたいと思うかもしれません。このような10代のグループのイベントでは、親やスタッフが見守るよう、前もって取り決めをすることさえあります。もしも両親が乗り気でなくても、あなたからみてきょうだいにデートをする心の準備ができているようだったら、地域で行われているグループデートのこ

とを両親に話してみましょう。

ダウン症のある私の姉はいつか結婚できるのでしょうか？

　結婚は、多くの人にとっては人生の大事な出来事です。それには多くの責任がともないますし、よく考えなければならない重要なことがたくさんあります。結婚しないで独身のままでいることが向いている人たちもいます。結婚しない人の中にも、デートをする人もいれば、しない人もいるでしょう。最近は、ダウン症のある人たちが結婚することも可能になってきたことはたしかです。お姉さんにとって結婚することが一番よい選択なのかどうかは、お姉さんが信頼し、大切に思っている人たちとよく相談して決める必要のあることです。

　アメリカをはじめ世界中に住むダウン症のある人たちの中には、自分に合っているからと結婚することを選択として選んだ人たちが何人もいます。何組くらいが結婚しているのか、そのデータを取った研究者は今のところいませんが、それでもその数はまだ少ないでしょう。

　一つ前の質問でお話ししたデートをするうえでのかべは、結婚ということになったらもっとハードルが高くなります。結婚したらどこに住むのか？　どうやって行きたいところに行くのか？　家事などの日々のやりくりには今まで以上のサポートが必要になるのか？　食費や生活費は支払えるのか？　など。アメリカの一部の州では、結婚して親元をはなれて暮らしたい障害者を支援するためのプログラムが実際に設けられています。また、ダウン症のある人が結婚したときに、できるだけ自分たちで暮らせるような手伝いを、家族や支援者が地域社会の中で探すようにする場合もあります。結婚したダウン症のある人にたずねれば、自分たちの結婚が成り立っているのは、多くの人に関わってもらい、支えてもらっているおか

> 結婚したダウン症のある人にたずねれば、自分たちの結婚が成り立っているのは、多くの人に関わってもらい、支えてもらっているおかげだというでしょう。

だというでしょう。

　あなたのきょうだいも将来のことを考えられるくらいの年齢になったら、いつか結婚することを心にえがくようになるでしょう。あなたは両親と話をして、両親がきょうだいにどんな将来をえがいているのかを聞いてみたらどうでしょう。お父さんとお母さんは、きょうだいが結婚できると思っているの？　それとも独身のままでいて、ルームメイトや友だち数人といっしょに暮らすと思っているの？　など。この話題については、きょうだいが大きくなるにつれ、本人の意見ももっと出てくることでしょう！　結婚したいと思うなら、学ばなければならないことがたくさんあります。料理やそうじ、結婚相手といっしょにいろいろな物事を決めていくことなどは、ほんの一部にすぎません。結婚が目標なら、その夢をかなえるために必要な生活能力を身につけることにとりかかるといいでしょう。それから、結婚にふさわしい相手を見つける必要もあります！

　きょうだいが将来の結婚の計画について話をしたら——それが5歳のままごと遊びのときでも、20歳のときのまじめな会話でも——あなたは親身に聞いてあげてください。そうすることで、本人もいろんな可能性について考えられるようになるのです。そうすればあなたの両親がその後を引きついで相談に乗ってくれるでしょう。もしかしたら、将来、あなたのきょうだいが結婚する相手がどこかにいるのかもしれないし、いないのかもしれません。結婚するということは、もちろんただ一つの道ではありません。あなたのきょうだいは、独身であっても同じように幸せなおとなになれるのです。

ダウン症のある人たちは子どもが生めるのですか？

　ダウン症のある人たちは、男女とも一般の人よりも子どもができにくいです。女性よりも男性のほうが子どもができにくいとされています。ダウン症のある人とそうでない人の間に赤ちゃんができると、その赤ちゃんにダウン症がある確率は50％と高くなります。ダウン症のある人同士の間に赤ちゃんができると、その確率はおよそ67％に増えます。でもダウン症のある人

同士の夫婦から赤ちゃんが生まれたというケースは、まだ私たちの知る限りありません。さらに、ダウン症のある女性が妊娠すると、流産しやすかったり、未熟児の小さい赤ちゃんが生まれやすかったりします。それでも、ダウン症のある人からダウン症のない健康な赤ちゃんが生まれた例も、数件ですが記録されています。

子どもをもつ決心をするには、しっかりと考えなければならない大事なことがあります。もしあなたのきょうだいが子どもをもつことに関心をもったならば、自分が信頼し、大切に思っている人たちとその気持ちのことを相談する必要があります。子どもを育てるということはとても大変な仕事です。赤ちゃんの世話をするということは、おむつをかえたりミルクを作ったりするだけではありません。赤ちゃんが泣いていたら、何がほしいのか、親はわかってあげなければなりません。げっぷがしたいのか、たいくつなのか、それともおなかがすいているのか、というようにです。赤ちゃんが泣いたら真夜中でも起きて、具合が悪ければ病院にも連れていかなければなりません。また赤ちゃんがけがをしないように、危険がないか目を配り、家の中を子どもが安全な場所にしておかなければなりません。こうしたことの中には、ダウン症のある人が自分だけで判断するのがとてもむずかしいことがあります。

> もしあなたのきょうだいが子どもをもつことに関心をもったならば、自分が信頼し、大切に思っている人たちとその気持ちのことを相談する必要があります。

　子育てには本当にいろいろなことが関わってくるので、ダウン症のある人のほとんどが、すべてを自分一人ではかかえきれなくなります。その場合たいていは、代わりのおとなが子育てのほとんどを引き受けることになります。このように、子育てにともなういろいろな仕事のことをよく考えると、たいていのダウン症のあるおとなは、赤ちゃんを産むことは自分たちには向いていない、という考えにたどりつくのです。

　あなたのきょうだいが赤ちゃんを産まないと決めたとしても、小さい子どもたちとともに過ごす楽しみがなくなったわけではありません。おいやめい

をお出かけに連れていったり、子守りの手伝いをしたり、プレゼントを買ってあげたりと、めんどうをみる手伝いをすることができます。教会の保育サービスや保育園を手伝っているダウン症のある人もいます。

私の兄は、おとなになったら一人暮らしができますか？

　ダウン症のあるおとなはいろいろな暮らし方を選ぶことができます。家族と暮らす人もいるでしょう。また「グループホーム」といって、ルームメイトといっしょに暮らす人もいます。そのルームメイトは、障害のある人の場合もあれば、ない人の場合もあります。また、アパートや家での一人暮らしを選ぶ人もいるでしょう。どこに住むことに決めても、ダウン症のあるおとなは日常生活にある程度の支援が必要な人がほとんどです。

> どこに住むことに決めても、ダウン症のあるおとなは日常生活にある程度の支援が必要な人がほとんどです。

　多くの自治体では、障害のあるおとなが親元をはなれて暮らせるように支援しています。グループホームに住むおとなの場合、ヘルパーさんや支援員が定期的に来てくれて、料理やお金の管理、薬の服用、出かけるときの交通手段を探す手伝いなどをしてくれます。家族がそのようなサービスの代金を払って、ダウン症のある人ができるだけ自立して暮らせるようにしている場合もあります。ダウン症のあるおとなにどれだけの支援が必要かは、その人が一人でできることがどれだけあるかによって変わってきます。

　両親が年をとったり亡くなったりしたら、自分がダウン症のあるきょうだいといっしょに暮らす必要があるのだろうか、と考えていますか。ダウン症のある人が近い親族（きょうだいやいとこ）といっしょに住むのが一番よいということで、みんなの意見が一致する家族もあります。こうしたことは、きょうだいみんながおとなになってから決めるのが普通です。でもこれはもちろん、前にも述べたように、あなたのきょうだいが大きくなったとき、必ずこうしなければならないというわけではありません。このようなことが心

配な場合は、次のことを考えてみてください。

- きょうだいが10代かそれ以上の年齢になってくれば、おそらくあなたの両親は、本人と将来の目標について話をすることでしょう。本人も自分がどこに住みたいのか、もう考えをもっているかもしれませんし、まだないかもしれません。それどころか、家以外の場所に住むなんてことは考えたこともないかもしれません。でも、このことについてきょうだい自身が意見をもっていることにおどろくかもしれませんよ！

- 両親と話をし、あなたのきょうだいが大きくなったときの将来像をどんなふうにえがいているのか、聞いてみるのはどうでしょう。きょうだいの将来について、両親は計画を立てていますか？　自分たちが年をとったり、亡くなったりしたとき、きょうだいがどこで暮らしていることをイメージしているのでしょう？　もしかしたら両親にはすでに立てた計画のもとに準備を進めていて、そのことをあなたにも話せるようになっているかもしれません。両親が将来の計画を前もって十分に立ててあれば、他のきょうだいたちはほっとすることが多いのです。自分たちが将来のことをすべて決めなくてもよくなるからです。

- もしもあなたのきょうだいが、サポートがあってもなくても、一人暮らしをするという選択が考えにくい場合には、きょうだいの将来について両親があなたに何を望んでいるか聞いてみましょう。いつの日か、きょうだいがあなたの家に引っ越してくることがイメージできるのかどうか（できなかったらそれはそれでいいのです）、自分の正直な気持ちを両親に打ち明けてみましょう。大きくなるにつれ、あなたの気持ちも変わるかもしれませんが、自分のありのままの気持ちを両親に伝えることで、両親はきょうだいの将来についてより現実的な計画を立てやすくなります。多くの両親は、他のきょうだいたちがずっと関わり続けてくれて、少なくとも、ダウン症のあるきょうだいが幸せに、安全に、お金のことでも不足なく暮らせるように見守ってくれることを望んでいます。だからといって、必ずしもいっしょに住んだり、あらゆる面倒をみたりする必要があるわけではありません。

私の妹は車を運転できるようになるのですか？

　私たちは、だれでも夢や希望をもっていますが、おとなになるまでの道のりには欠かせないと思われがちな、人生の区切りとなる出来事がいくつかあります。車を運転すること、大学へ行くこと、結婚すること、子どもをもつことなどがそうです。車の運転は、多くの人と同じように妹さんがどうしても達成したいと思う、最初の大きな目標かもしれません。でもそれは同時に、むずかしいことです。交通ルールについての筆記試験に合格しなければならないだけでなく、実際に車を運転できなければならないのです！　運転をするときは、車のエンジンのかけ方に始まり、前や後ろに車を動かし、ライトを操作したり、ワイパーを動かしたりする方法を知っている必要があります。的確なスピードで走り、信号で止まり、道路標識をよみ、犬が道路を横切ったときはすばやく反応できなくてはならないのです。

　ダウン症のある人たちは、危険な状況に対する反応がおそいことがよくあります。また、二つのことを同時に並行して行うことが苦手な場合があります。例えば、適正なスピードを保ちつつ、道路の右側走行（訳注：アメリカの道路では車は右側通行）を続ける、などです。そのような理由から、ほとんどのダウン症のある人は自分では運転をしません。でも、まれな例ですが、車がほとんど通らなくてまっすぐな二車線道路ばかりの田舎に住んでいたら、運転をすることがもっと現実的な目標になるかもしれません。

> ダウン症のある人たちは、危険な状況に対する反応がおそいことがよくあります。

　もしあなたのきょうだいが、車の運転を望んでいてその能力もあるのなら、やってみるべきでしょう！　でも、できないなら、他の交通手段を使って行きたいところに行く方法を考え始めたほうがいいでしょう。

　車を運転することがきょうだいの夢であっても、あなたにはそれが無理だと思うなら、このテーマについて、本人にどうもちかけたらいいのか第5章を参考にしてみてください。いくつかのアイデアが書いてあります。自動車

安全運転センターやリハビリテーション病院の中には、運転の模擬体験ができるシミュレータを置いているところがあります。そこで運転に必要な技能が実際のところ本人にあるのかどうか、テストを受けてみることができるでしょう。

ダウン症のある私の姉は、大きくなったらどんな仕事につけるのですか？

あなたのお姉さんは、さまざまな職業を目指すことができますし、目指すべきです。ダウン症のある人はいろいろな仕事についています。ほんの数例を挙げると、教員補助、社内郵便配達員、会社の事務補助、清掃員、スーパーの袋詰め担当、倉庫作業員、レストラン従業員、ミュージシャン、俳優といったものがあります。お姉さんがどんな仕事がいいかしらと考え始めたら、次のことを家族といっしょに考えてみるといいでしょう。

■ **本人が楽しくできる仕事ですか？** だれでも、仕事に熱意がもてれば、よい仕事ができます。あなたのきょうだいが仕事で成功するコツは、興味のある仕事を見つけることでしょう。ダウン症のある人はひどくたいくつで、つまらない仕事を与えられることがよくあります。そういう場合、すぐに仕事への興味を失い（または仕事中にいねむりをしてしまったりして）、他の働き口を探してくださいと言われることになったりします。一方で、あなたのきょうだいがプレッシャーの少ないところで、自分のペースで働くのが好きな人なら、こうした単純な仕事が一番楽しくできるかもしれません。

> あなたのきょうだいが仕事で成功するコツは、興味のある仕事を見つけることでしょう。

■ **その仕事は本人の才能を生かせるものですか？** あなたのきょうだいには、おそらく得意なことがたくさんある一方で苦手なこともあるでしょう。整理整頓は得意でも、お金の計算が苦手、というようにです。本人の才能を最大限生かせて、苦手な分野がほとんど必要ない仕事を見

つけることも、成功への重要なコツです。例えば、（整理整頓が好きなら）本屋で小説を並べる仕事は楽しくできるかもしれませんが、（お金のあつかいが苦手なら）お店のレジの仕事は苦労するかもしれません。

■ **どんな人といっしょに働くことになるのですか？** あなたのきょうだいは、どんな職場環境が自分に一番合っているか、おそらくよくわかっていることでしょう。障害のある人たちの中で働くのを好むでしょうか。それとも主に障害のない人たちの中で働くのを好むでしょうか。人がたくさんいる場所で働くのが好きでしょうか、それとも仕事仲間が数人いるだけの小さな職場で働くのが好きでしょうか。こうした選択は、本人がこれまで通ってきてなじんでいる教育環境が関係することもあります。これについては第2章で述べました。障害のある人たちのためだけに設けられた仕事もたくさんありますし、障害のある人とない人がおたがいにやりとりしながら働く職場もあります。あなたのきょうだいが望み、居心地よく感じられるような職場環境の仕事を選ぶことが大事になってくるでしょう。

■ **給料のもらえる仕事を望んでいますか？** ダウン症のある人の中には、職場の他の仕事仲間と同じように給料をもらうことを望んでいる人もいれば、給料のことはあまり気にせず、ボランティアで働くことで満足している人もいます。もらえる給料に上限が設けられている場合もあります。これは政府が、社会保障と医療保険を受けられる人の条件を出しているためです（くわしくは次の質問を参照してください）。あなたのきょうだいにとって、給料がどれほど大事なものなのかを知っておくと、どんな仕事が一番合っているかを決めるうえで役立つでしょう。

■ **仕事をするうえで支援が必要ですか？** ダウン症のあるおとなの多くは、仕事を始めたばかりの数週間か数カ月の間、指導を受けることが必要になります。これはできるだけよい仕事ができるように行うトレーニングです。新しく仕事につくと、覚えることがたくさんあって圧倒されてしまうことがあるのです！ あなたのきょうだいが支援を必要とする場合は、職場の中に支援や訓練をしてくれる人がいるか調べておくこと

が大事です。いない場合は、「ジョブコーチ」という人が自治体から派遣されて、支援してくれることもあります。「ジョブコーチ」というのは、障害のある人がよりよい仕事ができる方法を学べるよう、サポートする訓練を受けた人たちです。

■ **どうやって職場に通いますか？** ダウン症のある人が仕事を探すとき、交通手段がネックになることがよくあります。あなたのきょうだいが職場まで歩いていくしかないなら、それだけ選べる仕事の範囲がせまくなってしまいます。でも家族が職場まで車で送っていってあげたり、公共交通機関やマイカーの相乗り通勤やタクシーサービスを考えてあげることもできるでしょう。

あなたのきょうだいにその気があれば、ほぼ確実に仕事について、とても有意義に地域社会につくすことができるでしょう。

兄のことで、両親が「社会保障小切手」と言っているのを何度も耳にしました。これは何のことですか？

アメリカでは、ダウン症のある人が18歳になると、補足的保障所得（SSI）と呼ばれる特別な給付金を政府からもらえるようになります。補足的保障所得が作られた目的は、一つには障害のある人たちが生活に困らないだけの収入を得られるようにすることです。障害のあるおとなの中には、仕事だけでは十分な収入を得られていない人がたくさんいるという認識にもとづいて、条件を満たした人に対しては、政府が特別な給付金を提供し、必要な生活費が支払えるようにしたのです*9。

あなたのきょうだいが18歳をすぎていて「社会保障小切手」を受け取っているのなら、おそらくは補足的保障所得プログラムを通して受け取っているのでしょう。この小切手の金額はさまざまで、0～600ドル（1ドル100円として約0円～6万円）までと幅広く、本人が自分でどれだけかせいでいるかによって変わります。ようするに、本人がたくさんかせぐほど、政府がその人にあげるべきだと思う金額は減っていくことになります。最近

の研究では、ダウン症のあるおとなは一月に仕事で平均410ドル（約41,000円）かせぎ、補足的保障所得の給付金を平均487ドル（約47,800円）受け取っているという結果がでました。

全米ダウン症協会（NDSS）や全米ダウン症会議（NDSC）のような支援団体は、補足的保障所得の制度には改善すべき点がたくさんあると考えています。こうした団体だけでなく多くの家族が、現在の制度ではダウン症のある人が働く機会を支えるどころか、むしろ制限しているように感じているのです。多くのダウン症のある人は、次のようなきわめて重要な問いに直面しています。すなわち「補足的保障所得が減らされないためには、どのくらいまでならかせいでもいいのかしら？」という問題です。ダウン症のある人が職場でかつてないほどの成功をおさめ、そのレベルを保っている今日の社会では、注意深く収入のバランスをとるようにしなければならないのです。かせぎすぎると、なくてはならない補足的保証所得がもらえなくなるかもしれないからです。

補足的保障所得についてもっと知りたい場合は、両親に聞いてみてください。あなたのきょうだいにとってこの制度がどのように役立つのか、おそらくよく知っているでしょうから。

> 補足的保障所得が作られた目的は、一つには障害のある人たちが生活に困らないだけの収入を得られるようにすることです。

＊9　日本では、ダウン症のある人が20歳になり、日常生活を送るのに手助けが必要な状態であると判断されると、障害基礎年金が支給されます。支給額は障害の程度に応じて年額約77万円（月額約6万円）か、約97万円（月額約8万円）です。ただし、仕事の収入などがたくさんある人（約360万円以上）は、支給額が少なくなったりもらえなくなったりすることがあります（2014年2月現在）。

妹が大きくなったとき、たいていのおとなの人がしていることをできるようにならなかったらどうしましょう。

　「人生のトロフィー」についての話をしましょう。人生の成功をはかるのに、銀行口座の残高や車庫にあるピカピカにみがかれた車の台数、指にきらめくダイヤモンドの数で判断する人たちがいます。これがその人たちにとっては「人生のトロフィー」、つまり、自分が重要な人間であるとほこらしく思わせてくれる、人生の成果なのです。でも中には、地域社会や人生で出会った人たちの心に、いつまでも消えない足跡を残し、感動を与えることに価値があると考える人たちもいます。その人たちの「人生のトロフィー」は先ほどの人たちとはちがいますよね？　この人たちは、人々に向けた行動の中に成功や喜びを見出すのです。つまり、周りの人や見知らぬ人たちにどんな影響を与えたかということです。

　すでに学んでいるのでなければ、いずれあなたがダウン症のあるきょうだいから学ぶであろうことがあります。それは、人生の良し悪しというのはちがう価値基準でも判断できるということです。あなたのきょうだいが一生を通してどれだけの人を笑わせ、地域社会に奉仕し、またあやまったイメージを変えていったかということも基準になるのです。

> きょうだいが毎日成しとげていることを見つけては、それが大きいとか小さいとかに関係なく、みんなで喜び合いましょう。

　では、車を運転することはどうでしょうか？　大学に行くことは？　結婚することは？　子どもをもつことは？　この章ですでに述べたように、ダウン症のある人の中にはこうしたことができる人もいます。でもだからといって、どれもがあなたのきょうだいに向いているということではありません。それよりもっと大事なことを心にとめてほしいのです。それは、こういう成果が何一つなくても、あなたのきょうだいは大切な存在になれるということです。車を運転し、大学へ行き、結婚し、子どもを産んだ人たちにおとらず（もしかしたらその人た

ち以上に)、家族や地域社会、社会全般(ぜんぱん)に大きく貢献(こうけん)することができるのです。きょうだいが毎日成しとげていることを見つけては、それが大きいとか小さいとかに関係なく、みんなで喜び合いましょう。

まとめ

➡ ダウン症のある人たちも恋に落ちる可能性がありますし、実際に恋愛をしています。でも交通手段やお金がないために、デートをしにくいことがよくあります。あなたか両親がきょうだいをデートの相手のところまで車で送ってあげたり、ダブルデートを申し込んだりして、きょうだいがデートできるようにしてあげることができるでしょう。

➡ ダウン症のある人の中には結婚する人もいます。でも独身を選んでも、その人の価値は少しも下がるわけではありません。

➡ ダウン症のある男女は、ダウン症のない人に比べて子どもができにくいです。でもダウン症のある人から赤ちゃんが生まれることはあり、生まれた赤ちゃんには、ダウン症がある場合もない場合もあります。ただ、赤ちゃんを産んだダウン症のある人の数はほんのわずかです。

➡ ダウン症のあるおとなは、いろいろな暮らし方を選ぶことができます。そのまま両親や他のきょうだいと暮らす人もいますし、家族とはなれて暮らす人もいます。その場合、ルームメイトがいる場合もいない場合もあり、通常は日常生活を助けてくれる支援員がついています。また、グループホームで、障害をもった他のおとな数人といっしょに暮らす人もいます。

➡ あなたのきょうだいが仕事につくときは、本人は何に興味があるか、給料を望んでいるのか、職場でどんな支援サービスが受けられるのか、どんな人といっしょに働くのか、そして職場にはどうやって通うのかを考える必要があります。

➡ ダウン症の人は18歳になると、補足的保障所得（SSI）と呼ばれる特別な給付金を政府から受け取れるようになります。障害のある人の多くが仕事だけでは十分な収入が得られないので、政府はこの特別な給付金を提供し、生活費が払えるようにしているのです。

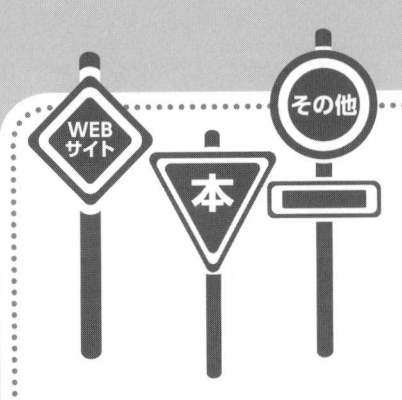

9 道路標識
活用したい国や地域の資源

もし、あなたがこの本を役に立つと思ってくれたなら、ダウン症のある人のきょうだいたちと出会える機会がもっとないか、調べたいと思うかもしれませんね。この章にのっている資源は、あなたの住んでいる地域で他のきょうだいたちと直接顔を合わせて出会うのに役立つかもしれません。あるいは、メーリングリスト、本、ニュースレターからさらに情報とサポートを得て、疑問に答えてもらったり、毎日の生活の中で困難に出合ったときに対処する助けを得たりすることができるでしょう。

ダウン症のある人たちのきょうだい向けのニュースレターはあるでしょうか。

　この本が出版された時点で、ダウン症のある人たちのきょうだいだけを対象としたニュースレターは、私たちの知る限りありません。しかし、さまざまなタイプの障害のある人たちのきょうだいに役立つオンライン・ニュースレターはあります。ニュージャージーにある小さな団体で、障害のある人たちとその家族と共に活動している家族支援会（ファミリー リソース アソシエイト）が、きょうだいたちのために多くのニュースレターを発行しています。4～9歳の子ども向けに企画された『きょうだいだけの会』(Siblings Only) と、10～19歳の学生たちが対象の『きょうだいフォーラム』(Sibling Forum) があります。それぞれの刊行物は、さまざまな障害に関する情報、図書館で利用できる本などの情報源、心配事や思ったことについての意見交換の場などを提供しています。過去のニュースレターは、www.frainc.org.で無料でダウンロードできます（訳注：ニュースレターの発行は2009年の秋号で終わっているが、ダウンロードはできる）。

　ダウン症に関する本の出版と支援を行っている天使の群れ財団（Band of Angels Foundation）は、ダウン症のある人のきょうだいたちを対象としたウェブサイトに記事をたびたび配信しています。www.bandofangels.com.をみてください。

私が登録できるようなきょうだいたちだけのメーリングリストはありますか。

　メーリングリストとは、登録者「リスト」にのっている全員に同時に配信するEメールのことです。ふつう、メーリングリストは特定の話題を話し合うのに使われます。その話題に興味をもっている世界中のだれにでも公開されているものもあれば、管理者に会員として認められることが求められるものもあります。メーリングリストへの参加者は、他の人から送信されたメッセージや質問を読んだり、自分でも質問をしたり、体験談を伝えたり、他の人たちのメッセージに答えたりできます。

　いろいろな障害のある人のきょうだいのためのメーリングリストをwww.siblingsupport.org.で見ることができます。SibKidsと呼ばれる弟や妹たちのメーリングリストと、SibNetと呼ばれるおとなのきょうだいたちのためのメーリングリストがあります。

　この本が出版された時点で、ダウン症のある人のきょうだいを対象とした特別なメーリングリストやオンライン・チャット・ルームは確認できませんでした。

ダウン症のある人たちのきょうだいのためのグループにはどこで入会登録できるでしょうか。

　全米ダウン症会議（NDSC）は、ダウン症のある人たちのいる家族のために1年に1度、全国大会を開いています。これらの会の分科会として、きょうだいのためだけに企画されたワークショップがいくつもあります。そうです、これらの集まりはあなたたちだけのためのものです！そこには両親も入れないし、ダウン症のある人たちも入れません。秘密が守られ、安心できる環境なので、あなたは他のきょうだいたちと出会い、自分たちの考え―そして不満―を分かち合うことができます。もしあなたの家族が、通常夏に開

かれるこうした会の一つに出席することを考えているなら、いっしょに行って、きょうだい向けのプログラムを活用してみたらどうでしょう？ www.ndsccenter.org.にあるNDSCのウェブサイトにアクセスすれば、次の大会の時期などさらに多くの情報が得られます。

　きょうだいのワークショップはまた、地域や州、居住地区などのダウン症関連の会議の中でも開かれるかもしれません。加えて、ダウン症や他の障害のある人たちに対するサービスを提供するThe Arc（訳注：The Arc：知的障害のある人やその家族のための支援団体）のような地方機関が、きょうだいグループを開いているかもしれません。たとえ、地元の支部がきょうだいプログラムを運営していなかったとしても、あなたの地域で行われているワークショップや会議に関する情報はもっているかもしれません。ことによるとあなたの地域の病院でもそういう会をやっているかもしれませんね。また、あなたの両親は、多分、地域の団体や会議のメーリングリストに参加しているでしょう。きょうだいグループについて何か情報をもっているかどうか、両親にたずねてみてください。もしなかったとしても、あなたか家族のだれかが、その団体あるいは地域のダウン症の会に連絡し、近いうちにきょうだいワークショップを開く予定があるかどうかたずねることができます。

　さらに、あなたの近くのきょうだいグループの場所を探すもう一つの方法は、www.siblingsupport.org.にアクセスすることです。そのグループには、おそらくダウン症以外の障害のある人のきょうだいもいるでしょうが、あなたはかれらの大部分のメンバーと多くのことで共通していることがわかるでしょう。

ダウン症についての団体にはどのようなものがあるでしょうか？

　以下のリストは、主な全国のダウン症の団体です。どんな活動を行っているのか、もっと情報を得たいなら、ウェブサイトをチェックしてください。

全米ダウン症会議（NDSC）

National Down Syndrome Congress（NDSC）

1370 Center Drive, Suite 102

Atlanta, GA 30338

　（800）232-6372

www.ndsccenter.org

info@ndsccenter.org

全米ダウン症協会（NDSS）

National Down Syndrome Society（NDSS）

666 Broadway

New York, NY 10012

　（800）221-4602

www.ndss.org

info@ndss.org

ダウン症研究と治療財団（DSRTF）

Down Syndrome Research and Treatment Foundation（DSRTF）

755 Page Mill Road, Suite A200

Palo Alto, CA 94304

　（650）468-1668

www.dsrtf.org

dsrtf@dsrtf.org

カナダダウン症協会（CDSS）

Canadian Down Syndrome Society（CDSS）

811-14 Street NW

Calgary, Alberta

72N 2A4

Canada
(800) 883-5608
www.cdss.ca
info@cdss.ca

また、地域や州、地区それぞれにも、非常に多くのダウン症関連の団体があります。全米ダウン症協会（NDSS）のウェブサイトwww.ndss.orgで調べれば、あなたの住んでいるところで一番近い団体をみつけられます。

ダウン症についての情報を得るにはどんな良い本があるでしょうか？

ダウン症についての良い本の最新リストを探すのなら、www.ndsccentet.org. を見てみましょう。おそらくその中の1冊か2冊は目を通してみたいものがあるのではないでしょうか。ここに挙げたのはほんの一例です。以下のリストは、全米ダウン症会議（NDSC）の許可を得てのせています。

『Common Threads : Celebrating Life with Down Syndrome』
By Brian Skotko and Cynthia Kidder. Rochester Hills, MI: Band of Angels Press, 2001.（www.bandofangels.com, 800-963-2237）
エッセイと写真でダウン症のある人たちの感動的な功績を紹介しています。これは、どんな年齢の読者にも楽しめるすてきな本です。

『Babies with Down Syndrome : A New Parent's Guide』（3rd Edition）
Edited by Susan J. Skallerup. Bethesda, MD: Woodbine House, 2008.（www.woodbinehouse.com, 800-843-7323）
本書は、新しく親になった方々のための完全ガイドブックですが、医学的

な問題、遺伝学、早期教育についての情報は、あなたにもきっと役立つと思います。

『Adolescents with Down Syndrome : Toward a More Fulfilling Life』
Edited by Siegfried Pueschel and Maria Sustrova. Baltimore, MD: Brookes Publishing, 1997.（www.pbrookes.com, 800-638-3775）
ダウン症のある10代の少年少女についてもっと知りたいと思うなら、これはとても良い本です。

『Adults with Down Syndrome』
By Siegfried Pueschel. Baltimore, MD : Brookes Publishing, 2006.
（www.pbrookes.com, 800-638-3775）
ダウン症のある人たちの成人期はどのようなものなのかもっと知りたいと思いますか？　それならば、この本を見てみるといいでしょう。この本には、ダウン症のあるおとなの人たちを担当している専門家によって書かれた情報と、自分の権利を守るために声をあげているダウン症のある人本人による個人的なエッセイが書かれています。話題は医療と心の健康、仕事、大学進学など、人間関係、そして住まいなどを含んでいます。

『A Special Kind of Hero : Chris Burke's Own Story』
By Chris Burke and Jo Beth McDaniel. New York, NY: Bantam Doubleday Dell, 1991.（www.randomhouse.com/bantamdell）
テレビドラマ『コーキーと共に』（Life Goes On）の人気俳優が、そのすばらしい人生の物語と「途方もない夢」を追い求めたことを語っています。

『Count Us In : Growing Up with Down Syndrome』(2nd Edition)

By Jason Kingsley and Mitchell Levitz. New York, NY : Harcourt Brace, 2007.（www.harcourtbooks.com, 212-592-1000）

『仲間に入れてよ―ぼくらはダウン症候群』（戸苅創監訳，メディカ出版，1996）

ダウン症のある2人の若い男性の会話がおさめられたユニークで力強い本です。

きょうだいの問題をあつかったダウン症関連の本ではどんな良い本があるでしょうか？

以下の本は、特にダウン症というわけではなく、なんらかの障害のあるきょうだいのいる人たちのためのものです。このリストは、全米ダウン症会議（NDSC）から許可をもらって紹介しています。また、www.ndsccenter.org. で最新のリストをみることができます。

『Views from Our Shoes : Growing Up With a Brother or Sister with Special Needs』

By Donald Meyer. Bethesda, MD : Woodbine House, 1997.（www.woodbinehouse.com, 800-843-7323）

特別なニーズのある人のきょうだいたち（子どもや青年）によるエッセイを集めたものです。

『Living with a Brother or Sister with Special Needs : A Book for Sibs』

By Donald Meyer and Patricia Vadasy. Seattle, WA : University of Washington Press, 1996.

(www.washington.edu/uwpress, 800-441-4115)

理解しやすい用語を使い、個別の障害を取り上げ、きょうだいが経験する激しい感情についても説明しています。

『The Sibling Slam Book : What it's REALLY Like to Have a Brother or Sister with Special Needs』

Edited by Donald Meyer. Bethesda, MD : Woodbine House, 2005.

(www.woodbinehouse.com, 800-843-7323)

世界中から集まった10代の障害のある人のきょうだいたち80名が何を考え、何を感じているか、著者から出された54の質問に対する答えもふくまれています。

あなたは、ダウン症や他の障害のある人たちとそのきょうだいを主人公にした小説にも興味をもつかもしれませんね。あなたの住む地域にある図書館の司書は、そのような本を探す手伝いをしてくれるでしょう。以下に、少し例を挙げてみましょう。

『Radiance Descending』

By Paula Fox. New York : Bantam Doubleday Dell Books for Young Readers, 1997.

『光の子がおりてきた』（平野卿子訳，葉 祥明画，金の星社，2000）

ポールは11歳。ダウン症のある4歳年下の弟がいます（現在、アメリカでは絶版ですが、図書館で借りられるかもしれません）。

『*My Sister Annie*』

By Bill Dodds. Nonesdale, PA : Boyds Mill Press, 1993.

チャーリーは11歳。かれのダウン症のあるお姉さんは、友だちの前でかれにはずかしい思いをさせてばかりいます。

『*My Brother is a World Class Pain*』

By Michael Cordon. DeWitt, NY: GSI Publications, 1992.

この本は、注意欠陥多動性障害（ADHD）のある人のいる、ある家族の生活について書いてあります。

障害のある人が登場する、青年やおとなの人たちのために書かれた小説も数冊あります。この中にも、読んでみたいと思える本があるかもしれませんね。たとえば、ここで紹介する2冊などはいかがでしょう。

『*The Memory Keeper's Daughter*』

By Kim Edwards. New York, NY: Viking, 2005.

『メモリー・キーパーの娘』（宮崎真紀訳，日本放送出版協会，2008）

1964年のある冬の寒い日、父親は、妻の産後の回復の間に、ダウン症のある赤ちゃんを手放すことに決めました。彼は妻に、赤ちゃんは妊娠中に死亡したと告げます。この小説は成長したダウン症のある赤ちゃん、フィービと、赤ちゃんが生きていることをまったく知らなかった母親のその後を追っています。

『*The Curious Incident of the Dog in the Night-time*』

By Mark Haddon. New York, NY: Vintage Books, 2002.

『夜中に犬に起こった奇妙な事件』（小尾英佐訳，早川書房，2003）

自閉症のある少年、クリストファーの視点から書かれたこの本は、近所の犬をころしたのはだれかというかぎを解くミステリーへとあなたを案内します。

どのようにして、ダウン症に関する最新のニュースを知ることができますか？

ダウン症のある人たちは常にニュースに出ています。最新のニュースを知り、最新の研究の様子を知っておくための2つのアクセスしやすい情報源を紹介します。

1. www.google.comにアクセスして、Google アラートというリンクを探してみてください。Googleは、あなたが興味をもつトピックについてのニュースを探し、あなたにその結果を希望するスケジュールで送信してくれます。そこに"ダウン症"と打ち込めば、毎日または毎週、ダウン症に関する記事のすべての要約を送信してもらうことができます。

2. www.patriciaebauer.comにアクセスしてみてください。このウェブサイトは、ダウン症のある娘の母親でもあるジャーナリストが管理しています。かのじょは毎日、アメリカ国内および海外のメディアで報道される障害のある人たちに関するニュースの記事をたくさんのせています。このウェブサイトで、全国の新聞、ラジオ、テレビで話題になっている最近の論争、最新の発見、そして個人の業績を読むことができます。

活用したい日本の資源

　もともとアメリカの子どもたちのために書かれたこの本には、アメリカの情報、資源しかのっていませんでした。そこで、日本語版を作るにあたって、日本の資源についても書き加えることにしました。この情報を通じて、みなさんがたくさんの同じ立場のきょうだいたちと出会えたり、役に立つ情報にめぐり合えたりできるよう願っています。

きょうだいの会

　さまざまな障害、病気のある人たちのきょうだいのための会には、「全国障害者とともに歩む兄弟姉妹の会」と、「きょうだい支援を広める会」があります。みなさんの住んでいる地域の活動が知りたければ、ウェブサイトを見るか、団体に連絡してみてください。

「全国障害者とともに歩む兄弟姉妹の会」

　きょうだい向けの機関紙「つくし」の発行のほか、会員だけのメーリングリストもあるようです。親や支援者などの関係者への啓発活動も行っています。

　http://www.normanet.ne.jp/~kyodai/
　〒136-0073　東京都江東区北砂1-15-8　地域交流支援センター内
　TEL：03-5634-8790（留守番電話が対応します）
　FAX：03-5634-8790
　E-mail：kyodainokai@yahoo.co.jp

「きょうだい支援を広める会」

　支援者への情報が中心です。会が知っている各地の「きょうだいの会」の情報などものっています。親に役立つ情報もありますので、お父さんお母さんに教えてあげてください。

http://www.geocities.jp/hiromeru_2014/
E-mail：sibvoice@yahoo.co.jp

ダウン症関連の団体

　本の中で紹介したアメリカの全米ダウン症協会と同じように、日本には「日本ダウン症協会」があります。日本ダウン症協会は、会報などでダウン症に関するさまざまな情報を提供しているほか、ダウン症のある人やその家族の相談にのったりイベントを開いたりするなど、さまざまな活動を行なっています。全国各地に支部がありますので、お住まいの地域の情報が知りたければ協会に問い合わせてください。支部によっては「きょうだい」のためのイベントやグループがあるところもあるようです。

　また最近は、お父さん、お母さんが中心となって立ち上げたさまざまな団体が活動を始めています。

「公益財団法人日本ダウン症協会」

http://www.jdss.or.jp/
〒170-0005　東京都豊島区南大塚3-43-11
TEL：03-6907-1824
FAX：03-6907-1825

「NPO法人アクセプションズ」

　ダウン症のある子どもたちのお父さん、お母さんたちが立ち上げた団体です。ダウン症に関する情報の発信のほか、バディウォーク®などのイベントを行っています。ホームページにはダウン症のある人やそのきょうだい、家族が活用できるさまざまな資源に関する情報についてものっています。

　※バディウォーク®はアメリカ合衆国およびその他の国における全米ダウン症協会（National Down Syndrome Society）の登録商標です。

http://acceptions.org/

障害のある人を支援している団体

さまざまな障害ごとに、当事者や家族を支援する団体がたくさんあります。ここでは、主に知的障害をはじめとする学び方のちがう人たちのための支援団体をご紹介します。

「全国手をつなぐ育成会連合会」

障害児者の幸せを願う親の思いを基本に、障害のある一人ひとりの人格と意思を尊重し、障害のある人たちが心身ともに健やかに成長し、社会、教育、文化ほか、あらゆる分野に参加する機会を経て、主体性をもって地域生活を送ることができるよう、さまざまな活動をしています。お住まいの都道府県の手をつなぐ育成会（親の会）を探してみましょう。

〒520-0044　滋賀県大津市京町4-3-28　滋賀県厚生会館内

滋賀県手をつなぐ育成会事務局内

TEL／FAX：077-572-9894

また、ダウン症に限らず、障害のある人たちの権利を守り、応援するために活動している団体もたくさんあります。以下に、その一部を紹介します。

「一般社団法人セルザチャレンジ」

地域で仕事をし、自立した生活を送ろうとする障害のある人たちを応援している団体です。主に障害のある人たちがものを作ることや、それを売るためのお手伝いをしています。

URL：http://sellthechallenge.blogspot.ch

https://www.facebook.com/sellthechallenge

E-mail：fwis4210@nifty.com（セルザチャレンジ事務局）

代表：手島大輔

「公益財団法人日本リトルリーグ野球協会（チャレンジャーチーム）」

　障害のある4〜18歳（学生であれば22歳）までの少年・少女のためにリトルリーグ内部に設置されている野球チーム。日本ではまだ少数のチームしかありませんが、世界では900以上のチャレンジャーチームが活動し、3万人以上の子どもたちが参加しています。

　http://jllba.com/
　〒100-0005　東京都千代田区丸の内1-7-12　サピアタワー8F
　TEL：03-6267-0170
　FAX：03-6267-0171
　E-mail：info@jllba.com

「公益財団法人スペシャルオリンピックス日本」

　知的障害のある人たちに、さまざまなスポーツトレーニングとその成果の発表の場である競技会を提供している国際的なスポーツ組織。参加をご検討の方はお問い合わせください。

　http://www.son.or.jp
　〒105-0003　東京都港区西新橋2-22-1　西新橋2丁目森ビル7階
　TEL：03-6809-2034
　FAX：03-3436-3666
　E-mail：info@son.or.jp

ダウン症に関する最新情報を得るには

これまでに紹介したダウン症に関する団体の会報などでも情報を得ることができますし、インターネットからも多くの情報を得ることができます。第9章でも紹介されていたgoogleアラートを利用するのもいいでしょう。また、以下のサイトでもダウン症に関連した最新のニュースや情報を読むことができます。

「DS21.INFO」

　ダウン症のある男の子のお父さんが管理、更新しているウェブページです。世界中のダウン症に関するニュースや出来事、また役に立つ情報などを日本語にして発信しています。

　http://www.ds21.info/

「ケアラーアクションネットワーク」

　ダウン症がある兄をもつ妹が主催する「障害児者のきょうだいのための情報サイト」です。ダウン症のきょうだい（妹）の成長記録や両親へのメッセージ、きょうだいの意識調査など、きょうだいに向けたさまざまな情報があります。ダウン症のある人の中年期の症状や特性も更新されています。

　http://canjpn.jimdo.com/
　E-mail:canjpn@gmail.com

（情報は2014年12月時点）

ダウン症についてわかりやすく説明してある本

みなさんにもわかりやすいように書かれたダウン症に関する本には、以下のようなものがあります。

『ダウン症の子どもたち（子どものためのバリアフリーブック―障害を知る本）』
稲沢潤子（著）、茂木俊彦（監修）、池田由紀江（編集）
発行：大月書店（1998）

『ふしぎだね!? ダウン症のおともだち（発達と障害を考える本）』
玉井邦夫（監修）
発行：ミネルヴァ書房（2007）

障害のある子どもと、そのきょうだいについての本

ダウン症やその他の障害のある子どもと、そのきょうだいや家族、友だちについての絵本です。

『うさぎぐみとこぐまぐみ（かこさとし こころのほん）』
かこさとし（絵・文）
発行：ポプラ社（改訂版、2005）
保育園に入ってきたダウン症のある男の子、ショウタちゃんとそのお兄ちゃんを取り巻く物語です。

『イルカの子』

姫野ちとせ（作・絵）

発行：主婦の友社（2010）

　重度の知的障害と自閉症のある妹を"障害児"ではなく、にくしみなど暗い心を知らない"イルカの子"だと言って大切に育てる家族の姿、やさしいお兄ちゃんとの交流がえがかれています。

『わたしたちのトビアス（障害者を理解する本）』

トビアスの兄姉、ヨルゲン、カロリーナ、ウルリーカ、ヨハンナ　文・絵、セシリア・スベドベリ（編さん）、山内清子（翻訳）

発行：偕成社（1978）

　お兄さん、お姉さんが、弟に障害があるといわれたときのことを、かわいい絵と文でえがきました。

『わたしのおとうと、へん…かなあ（児童図書館・文学の部屋）』

マリ＝エレーヌ・ドルバル（作）、スーザン・バーレイ（絵）、
おかだよしえ（翻訳）

発行：評論社（2001）

　うさぎのリリと、障害のある弟のドードくんのお話です。フランスの「幼年期と染色体異常を考える21世紀の会」の提案で作られた本です。

障害のある人のきょうだいについての本

　少しお兄さん、お姉さん向けのきょうだいに関する本です。ダウン症に限らず、さまざまな障害のある人のきょうだいたちの声がたくさんつまっています。

『きょうだいは親にはなれない…けれど』

全国障害児者とともに歩む兄弟姉妹の会東京支部（著）

発行：ぶどう社（1996）

障害のある人のきょうだいたちの本音がつづられた本です。

『きょうだいだって愛されたい―「障害のある人が兄弟姉妹にいるということ」』
全国障害者とともに歩む兄弟姉妹の会（編集）
発行：東京都社会福祉協議会（2007、第2版）
　主に知的障害のある人とそのきょうだいのあゆみの例や、おとなになったきょうだいたちの体験談などが紹介されています。

『きょうだい―障害のある家族との道のり』
白鳥めぐみ、諏方智広、本間尚史（著）
発行：中央法規出版（2010）
　親亡き後のこと、友だちにどう話すか、そして自分の気持ちなど障害のあるきょうだいについて考えるさまざまなことを63のエピソードでのせています。

『「よい子」じゃなくていいんだよ―障害児のきょうだいの育ちと支援（フォーラム21）』
戸田竜也（著）
発行：新読書社（2005）
　この本を書いた人も障害のある人のきょうだいです。自分が経験したことをふまえ、子どもたちの育ちを社会全体で支えていく必要性をうったえています。おとな向けに書かれた本ですが、わかりやすく書いてありますので興味があったら手にとってみてください。

『発達障害のある子どものきょうだいたち―大人へのステップと支援』
吉川かおり（著）
発行：生活書院（2008）
　障害のある人のいる家族の中で何が起こりうるかを、きょうだいの成長に

そって整理し、困ったことが起きたときの対処方法、自分一人でかかえ込まない方法を提案しています。

『障がいをもつこどもの「きょうだい」を支える―お母さん・お父さんのために』
遠矢浩一（著）
発行：ナカニシヤ出版（2009）

　お父さん、お母さん向けの本です。障害のあるきょうだいがいることで生まれる悩みや不安を理解し、子どもらしさを大切にしながら健やかな心の発達をうながす関わり方を解説してあります。両親に紹介してあげてください。

『オレは世界で二番目か？―障害児のきょうだい・家族への支援』
広川律子（編）
発行：クリエイツかもがわ（2003）

　編者は、発達相談でお母さんたちからいろいろな相談を受けている人です。この本には、障害のある人のきょうだいたちが子どもの時のことを思い出して書いていますし、お母さんたちもきょうだいのことを書いています。

索引(さくいん)

欧文

ADHD　18
Best Buddies　53, 126, 155
IDEA（Individuals with Disabilities Education Act）　43
IEP（Individualized Education Program）　43

あ

新しい環境　124
アメリカ障害者法　48
アルツハイマー病　20

い

医学的症状　16
怒り　145
いじめ　37
いじわる　112, 113
一番わかりやすい教え方　29
遺伝子　3, 4
遺伝子検査　8
遺伝的保因者　8
イライラ　94, 98, 108, 145, 147
イライラする行動　86
インクルージョン　35〜37, 41, 42, 44

う

ウエスト症候群　16
うつ状態　19, 95

お

おしゃべり　32, 87, 99
お手伝い　56, 57, 60

か

カウンセラー　126, 136, 149, 169
家族関係　56
活動資金を調達　158
家庭内（での）ルール　56, 58
家庭内の責任　57
悲しい気持ち　143
過保護　80, 135
からかう　111, 112
からかわれる　108
がんこ　97, 98
かんしゃく　86〜90, 97, 108〜111
完璧主義　96

き

記憶　29
記憶障害　20
きこえの障害　16
吃音　34
給料　183
教育に関する日本の法律　43
教育方法　35
教科　28, 31
きょうだいの会　200
きょうだい（のための）グループ　191, 192
強直間代発作　16
強迫性障害　19
筋緊張低下　12

く

グループ交際　175
グループホーム　164, 179
車の運転　95, 120, 121, 181

け

結婚　95, 122, 176, 177
言語聴覚士　14, 33, 34, 162
言語聴覚療法　44

こ

恋　123, 172, 174
高校を卒業　45
甲状腺　16
交通手段　173, 184
行動障害　28
こだわり　99
子どもをもつ　178
個別教育プログラム（IEP）　43, 44, 46
困った行動　148
コミュニケーション　32
——のかべ　120
——方法　87

さ

罪悪感　139〜143, 145
サイン　33, 34, 87
作業所　42
作業療法　44
作業療法士　14, 162

し

ジェスチャー　33, 34, 87
仕事　182, 183
失恋　123, 124
自閉症　19, 28
社会保障小切手　184
就職　95
主唱　158
主唱者　154, 155
出生前診断　13
手話　33
障害基礎年金　185
障害者教育法　43, 45, 48
障害に関係のある仕事　161
障害のある人のきょうだいについての本　206
障害のある人を支援　202
障害のある人を侮辱する言葉　115, 116
小児脂肪便症　17
将来　137, 138, 177
将来像　180
将来の計画　165
将来のこと　172
職業訓練　38, 48
職場環境　183
ジョブコーチ　184
ジョン・ラングドン・ダウン　9
自立　135
自立生活のスキル　48, 135
じろじろみられる　108, 109, 111
じろじろ見る　108
人生のトロフィー　186
心臓の病気　16, 19
身体的な特徴　12

す

睡眠時無呼吸症候群　17, 18
スクールカウンセラー　137
ストレス　75, 136, 145
スペシャルオリンピックス　38, 41, 126, 140, 155, 159

せ

正の強化　64
責任　60, 61, 73, 136
セリアック病　17
セルフ・アドボケイト　67
染色体　2, 3, 5
全米ダウン症会議（NDSC）　45, 185, 191, 193
全米ダウン症協会（NDSS）　45, 185, 193

そ

早期療育　43
ソーシャルワーカー　126, 149, 163, 169
卒後教育　47, 48

た

大学　47, 122
大学への進学　47
第21染色体　4, 5, 20～22, 27
ダウン症　207
ダウン症関連の団体　201
ダウン症に関する最新のニュース　199
ダウン症に関する本　205
ダウン症に関連する最新情報　204
ダウン症についての団体　192
ダウン症についての良い本　194
ダウン症のある子どもが生まれる確率　6, 7
ダウン症のある子どもを産む確率　5, 6
ダウン症のある人の役に立てるような仕事　161
ダウン症のある人の割合　5
ダブルデート　173

ち

知的障害　27
チャレンジャーリーグ　140
注意欠陥多動性障害　18

て

低緊張　14
デート　123, 124, 172～175
てんかん発作　19
転座型ダウン症候群　4, 8
点頭てんかん（ウエスト症候群）　16

と

同意書（レター・オブ・インテント）　137, 165
特別支援学級　35, 37, 40, 41
特別支援学校　38
特別支援教育　42, 44
友だち関係　50～52
友だちを作る　49, 50, 52
取り組みやすい教科　30
トリソミー21　3

に

日本ダウン症協会　201

は

パーソナルスペース　101, 102
はずかしい思い　130～132
はずかしい状況　133
罰　58, 59
白血病　17
発達年齢　65, 66
バディ・ウォーク　158

ひ

ピープルファースト（障害よりもその人自身をみる）　11
人見知り　94
一人暮らし　95, 179
肥満　18

ふ

ふきげん　93～95, 97
不公平　58～61
双子　69～71
普通学級　35, 40, 41, 44
プライバシー　101, 102, 117, 135
プレッシャー　72, 75, 77, 78, 137

へ

平均寿命　21
ベスト・バディーズ　53, 126, 155, 158

ほ

ホームスクーリング　39～41
ホームスクール　35, 39
ほこらしい気持ち　144
補足的保障所得（SSI）　184
ボランティア　126, 155

ま

マイナスの感情　148
学び方がちがう人たち　26
真似　91～93, 139

み

身だしなみ　102

め

メイン・ストリーミング　36

も

目標　120, 122
モザイク型ダウン症候群　4
もっとも制限の少ない環境　44

ゆ

夢　120, 122

り

理学療法士　15, 162
リハビリテーション法　48
両親とダウン症について話す　167, 168
両親亡き後　166

れ

レター・オブ・インテント　137, 165

著者の紹介

ブライアン・スコトコ氏（医学博士、公共政策修士） は、キャリアを認知・発達障害のある子どもたちのためにささげてきた医師で、ボストン小児病院・ボストン医療センター（2014年現在、マサチューセッツ総合病院）に勤務しています。アメリカ全土で講演者として活躍しており、かれの研究成果は、ウォール・ストリート・ジャーナル、ニューヨーク・タイムズ、ワシントン・ポスト、LAタイムズ、ナショナル・パブリック・ラジオの「オン・ポイント」、ABCチャンネルの「グッド・モーニング・アメリカ」などで取り上げられました。また、2001年にはCommon Threads: Celebrating Life with Down Syndromeを共著し、賞を受けています。二人の妹のうち、一人にダウン症があります。

スーザン・レヴァイン氏（学術修士、臨床ソーシャルワーカー） はニュージャージー州中部にある非営利団体ファミリー・リソース・アソシエーツの共設立者で、ソーシャルワーカーとして勤務しています。30年以上にわたってさまざまな障害のある子どもたちの親やきょうだいのための支援プログラムを実施してきたほか、ダウン症候群、二分脊椎、レット症候群の全国や地域別の会議、またニュージャージー州の保護者グループの集まりで、きょうだいに障害のある人たちのニーズについて発表しています。また、年に4回、きょうだいのためのニュースレターを書いています。

翻訳者一覧

伊藤英夫（いとうひでお）【総監訳】
文京学院大学人間学部児童発達学科 教授／小金井市児童発達支援センター センター長

西脇恵子（にしわきけいこ）【監訳】【訳者の言葉】【第1章】
日本歯科大学附属病院言語聴覚士室 室長

石上志保（いしがみしほ）【翻訳校閲】【第2章】
世田谷区立総合福祉センター／おぐちこどもクリニック
ダウン症のある子の母

近藤寛子（こんどうひろこ）【日本語版発行に寄せて】【第3章】
ヨコハマプロジェクト 代表／NPO法人アクセプションズ 理事

黒木聖吾（くろきせいご）【第3章】
NPO法人アクセプションズ 副理事長

松木るりこ（まつきるりこ）【第4章】
日本歯科大学口腔リハビリテーション多摩クリニック

手島亜希子（てじまあきこ）【第5章】
ライター／一般社団法人セルザチャレンジ
ダウン症のある子・きょうだい児の母

山本真知子（やまもとまちこ）【第6章】
日本女子大学大学院人間社会研究科社会福祉学専攻／日本学術振興会特別研究員

花輪 光 ピーターソン（はなわひかる）【翻訳校閲】【第7章】
カンザス州立大学農学部農業経済学科 教授
ダウン症のある子・きょうだい児の母

小島聖子（こじませいこ）【翻訳校閲】【第8章】
翻訳業
ダウン症のある子・きょうだい児の母

藤井和枝（ふじいかずえ）【第9章】
浦和大学こども学部 教授／公益財団法人日本ダウン症協会（乳幼児発達相談担当）

シートベルトをしめて発進しよう！
——きょうだいにダウン症のある人のための短期集中コース

発　　行　2015年3月15日　第1版第1刷ⓒ
総監訳　伊藤英夫
監　訳　西脇恵子
発行者　青山　智
発行所　株式会社　三輪書店
　　　　〒113-0033　東京都文京区本郷6-17-9　本郷綱ビル
　　　　☎ 03-3816-7796　FAX 03-3816-7756
　　　　http://www.miwapubl.com
装　　丁　株式会社イオック
印刷所　新協印刷株式会社

本書の内容の無断複写・複製・転載は，著作権・出版権の侵害となることがありますのでご注意ください．

ISBN978-4-89590-510-7 C0037

JCOPY ＜(社) 出版者著作権管理機構　委託出版物＞
本書の無断複写は著作権法上での例外を除き禁じられています．複写される場合は，そのつど事前に，(社)出版者著作権管理機構（電話 03-3513-6969，FAX 03-3513-6979，e-mail：info@jcopy.or.jp）の許諾を得てください．